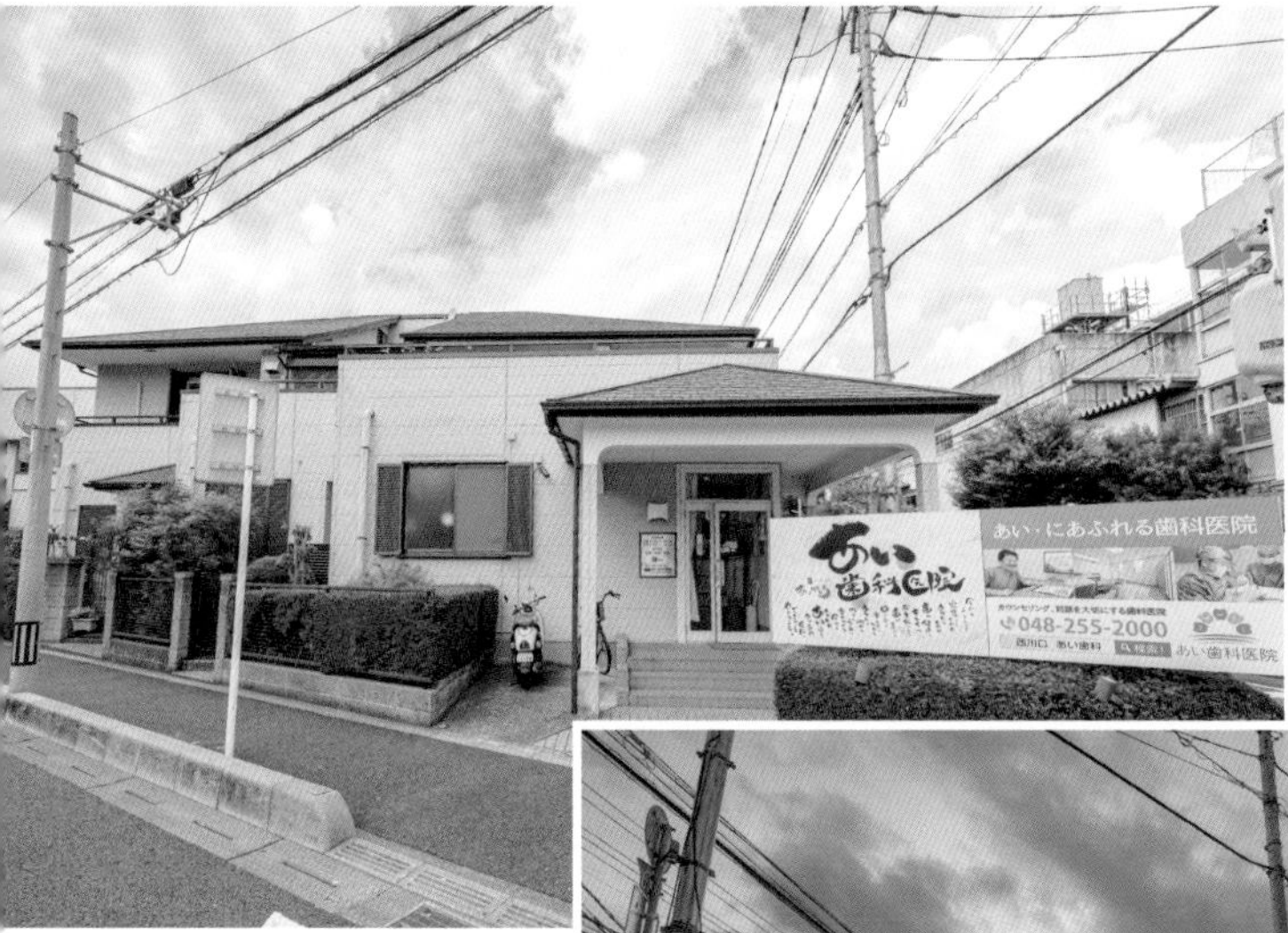

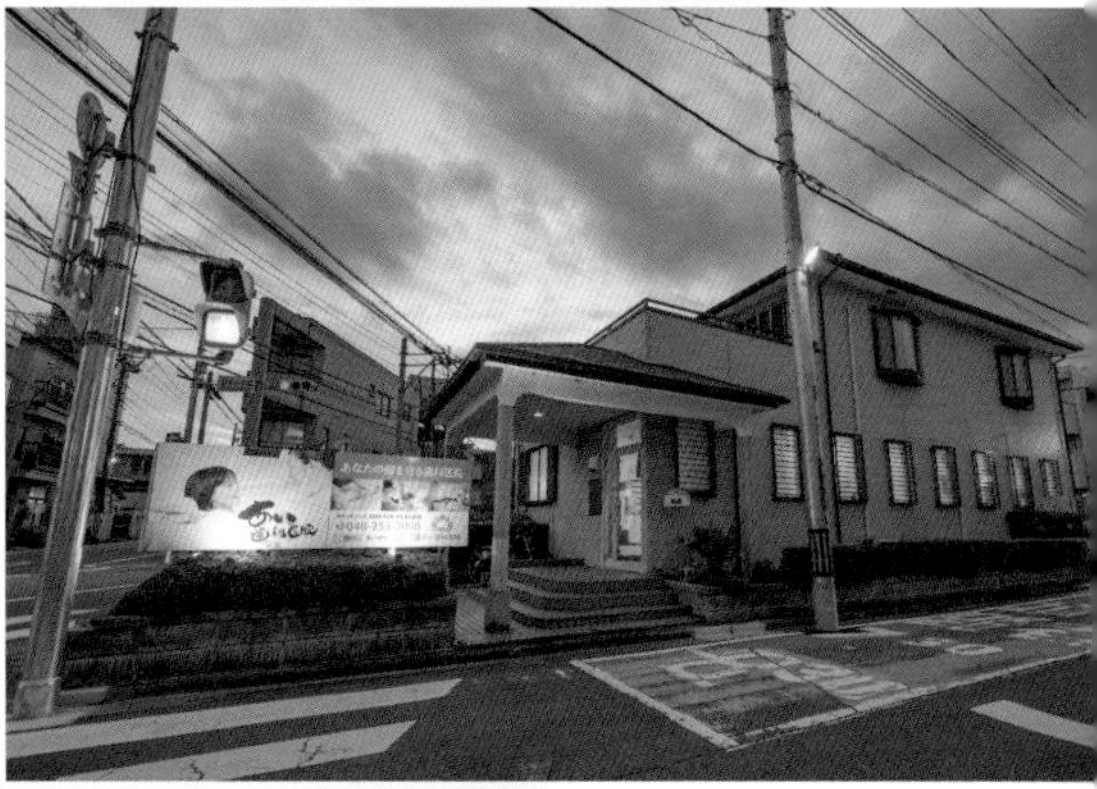

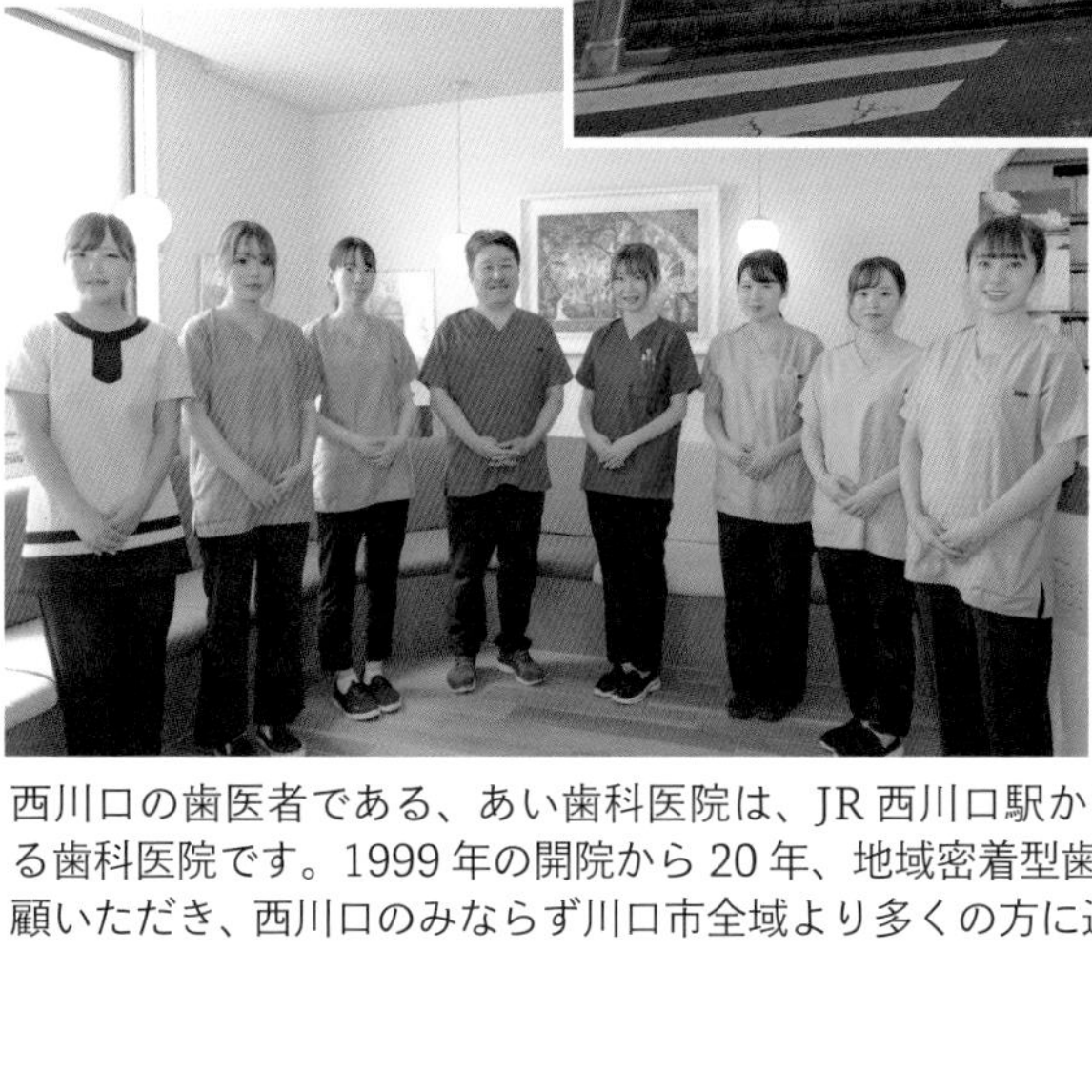

西川口の歯医者である、あい歯科医院は、JR 西川口駅から徒歩 8 分、並木町にある歯科医院です。1999 年の開院から 20 年、地域密着型歯科医院として皆様にご愛顧いただき、西川口のみならず川口市全域より多くの方に通院いただいております。

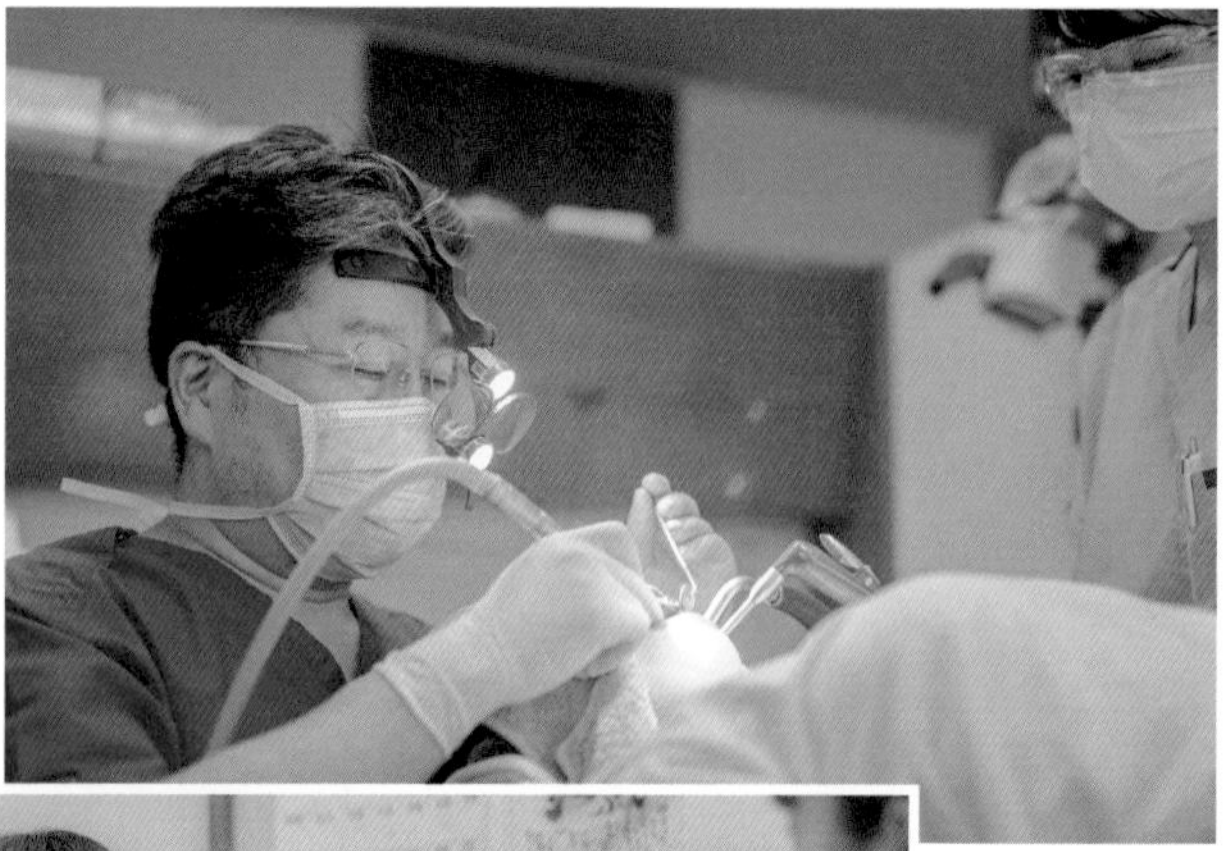

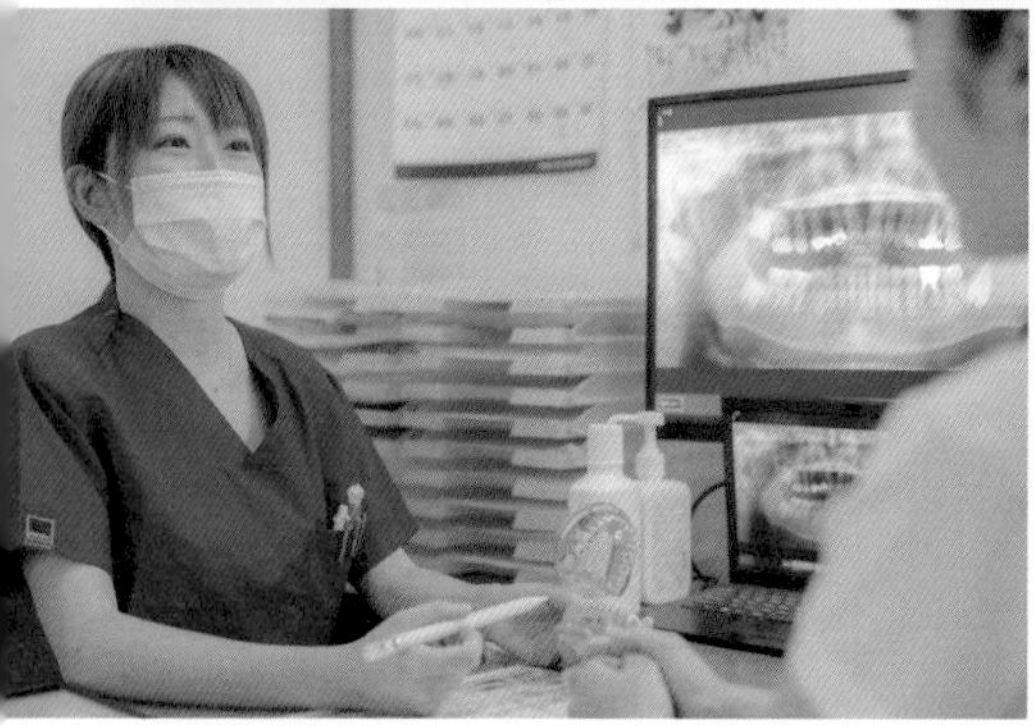

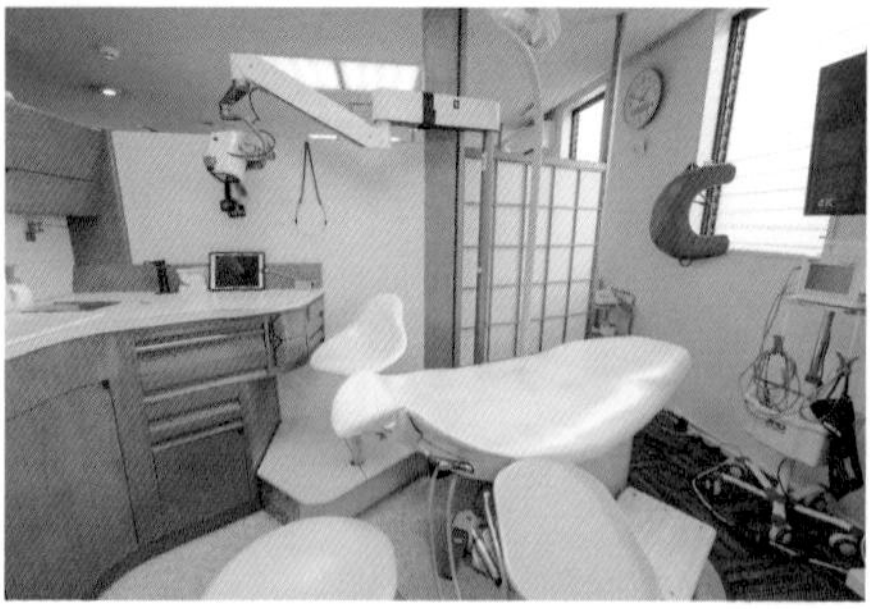

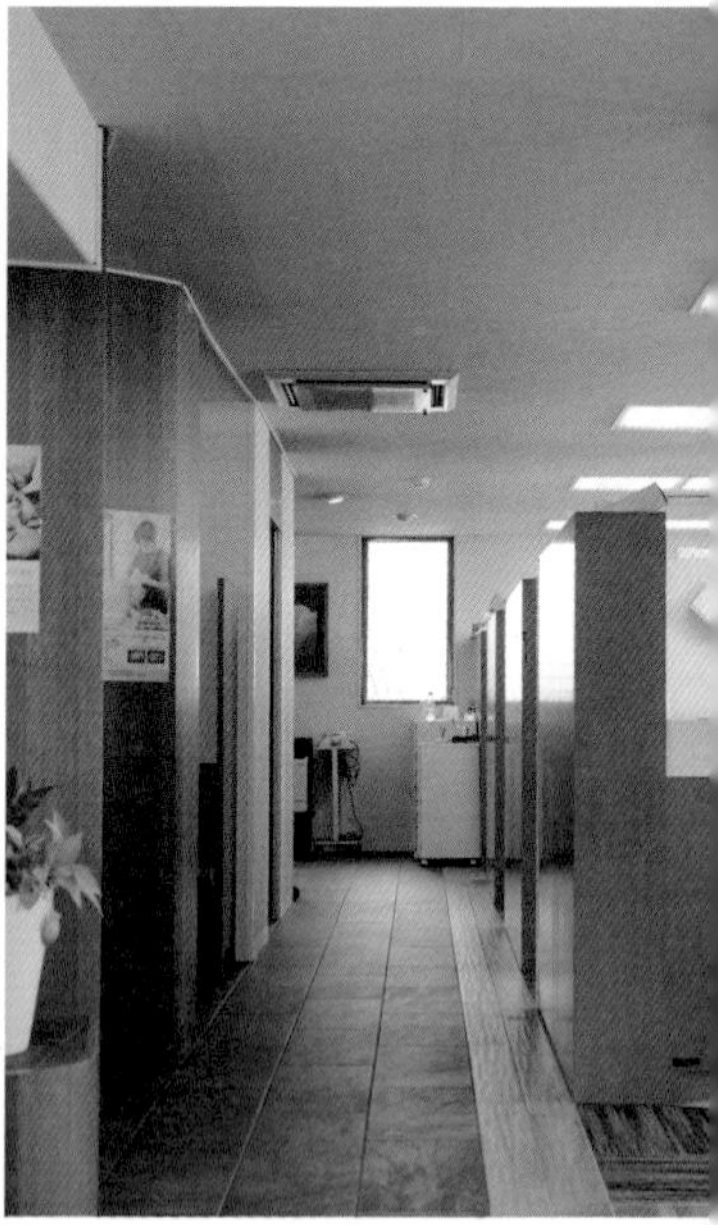

「歯を削らない、歯を抜かない、痛くない治療」という歯科治療の３つの基本に徹底的にこだわることが、あい歯科医院の診療方針です。

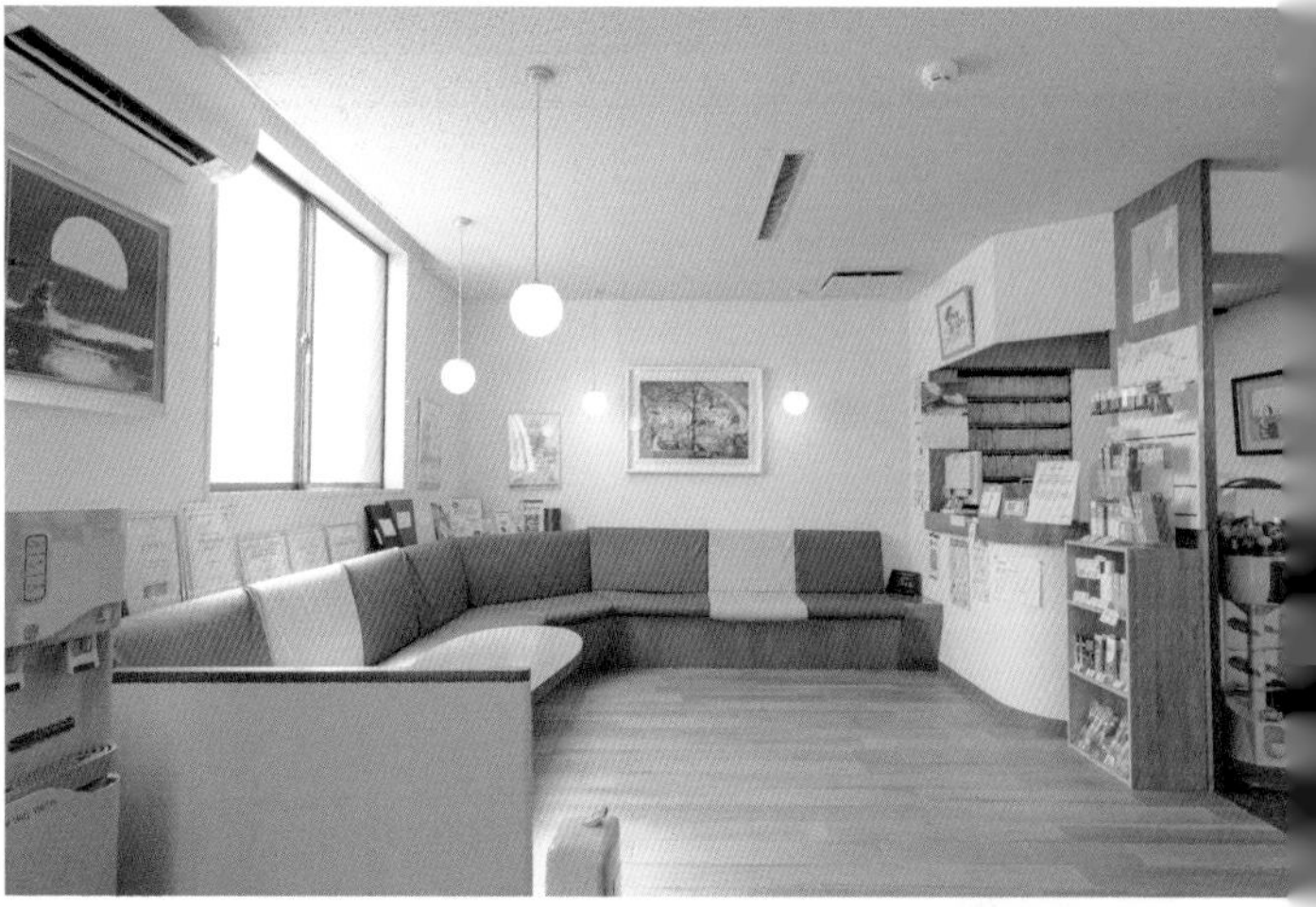

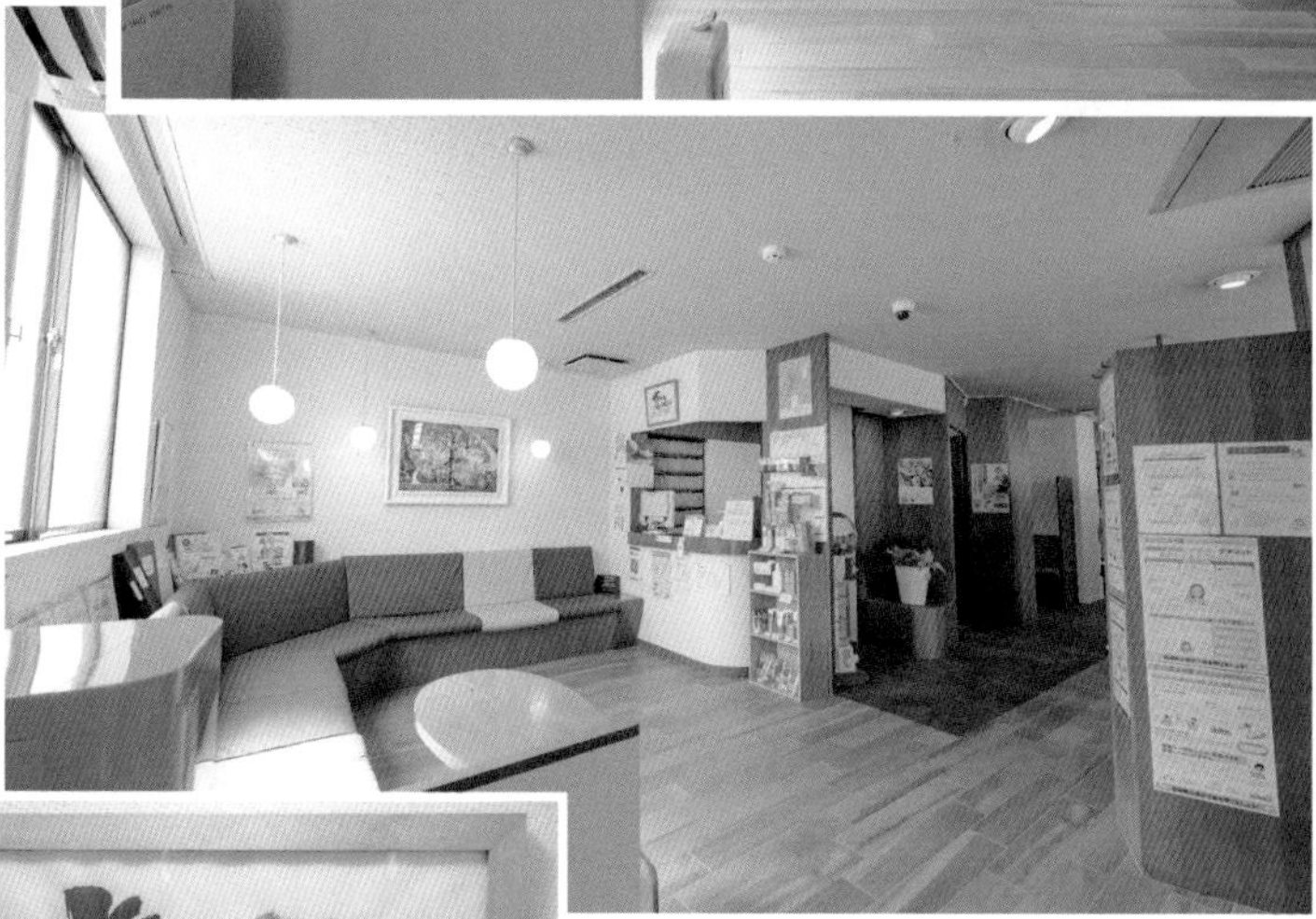

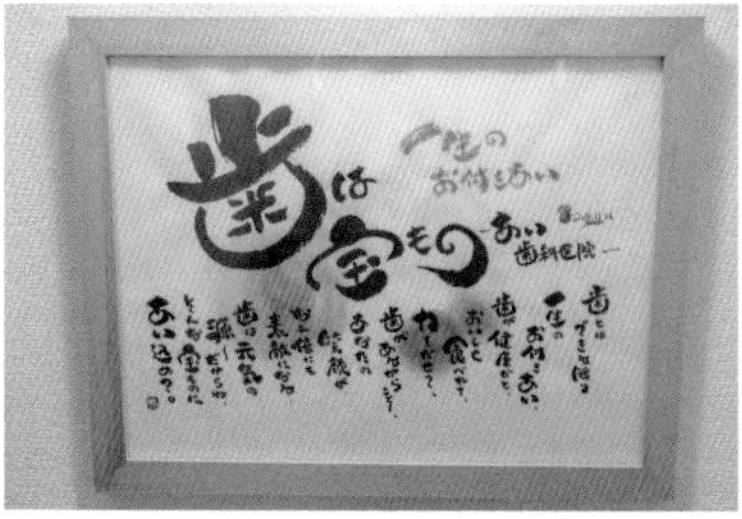

医療法人東照会　あい歯科医院
332-0034　埼玉県川口市並木１丁目 23-24
048-255-2000

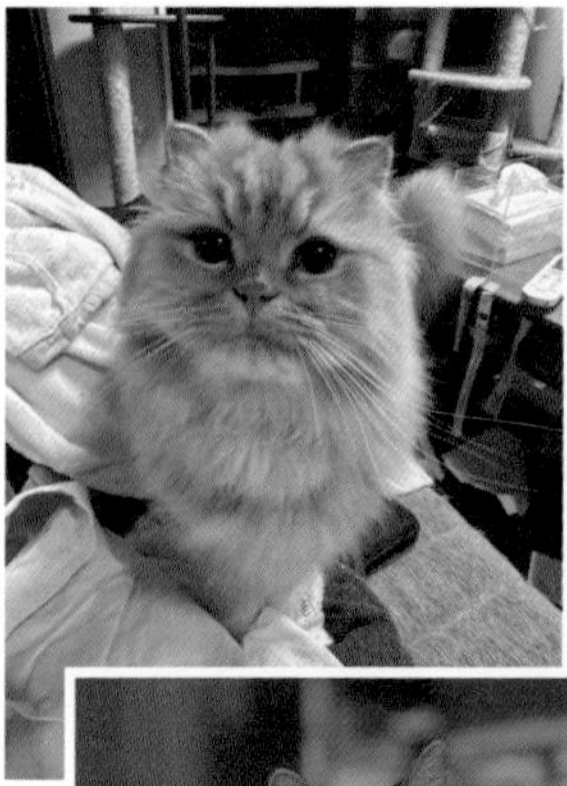
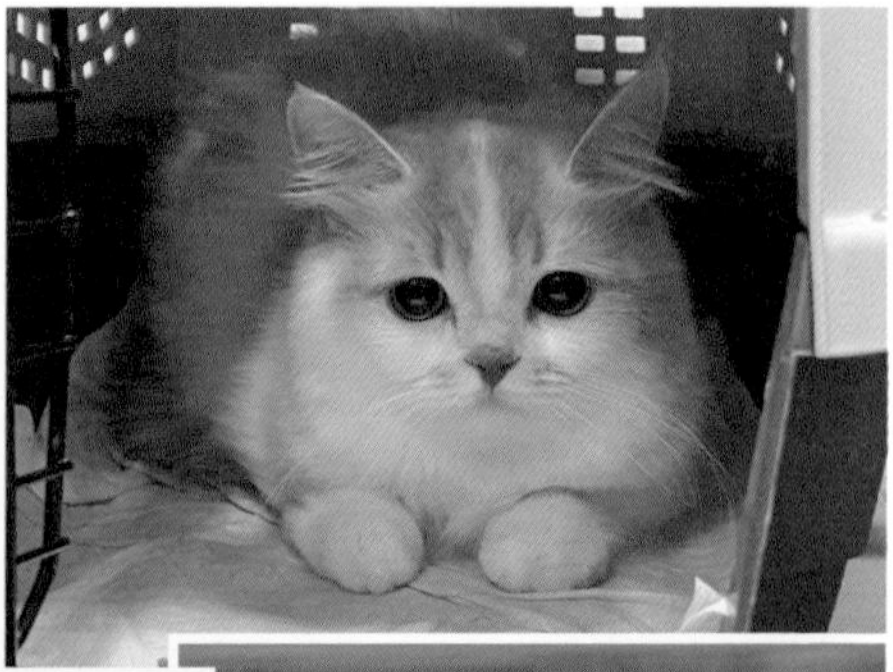
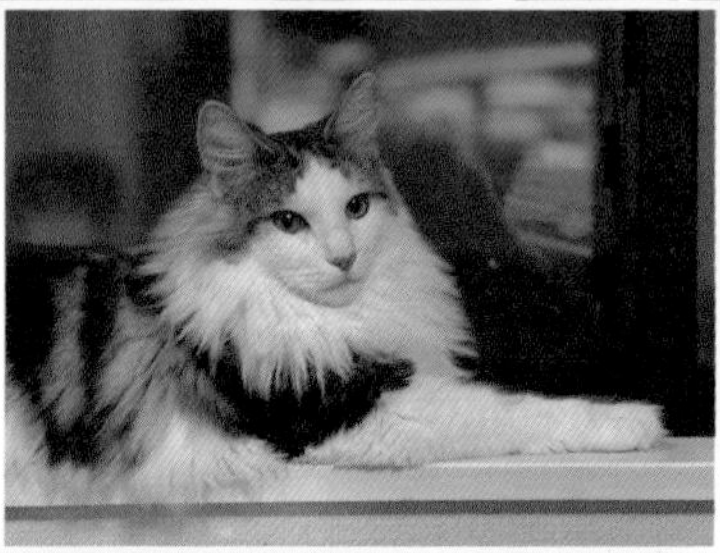
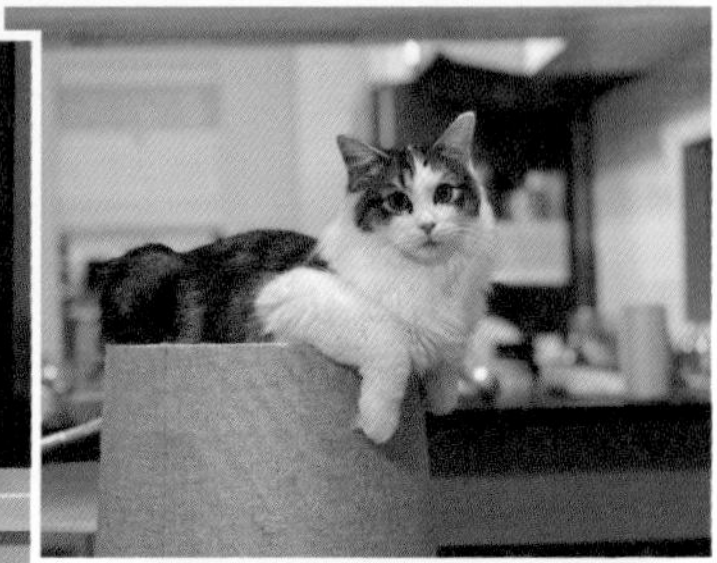
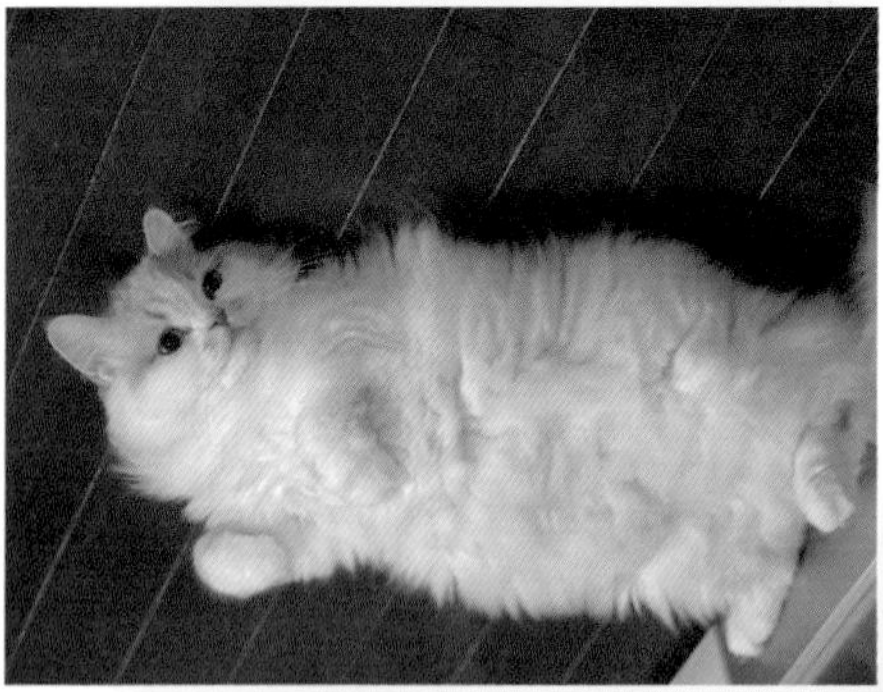
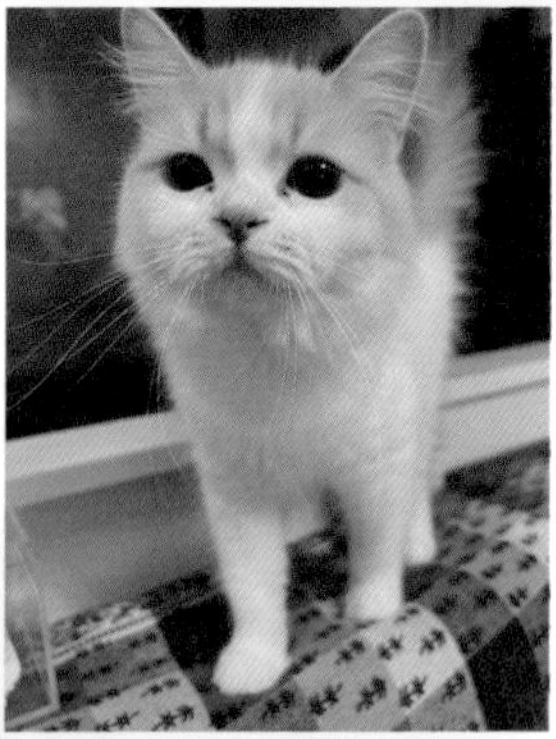
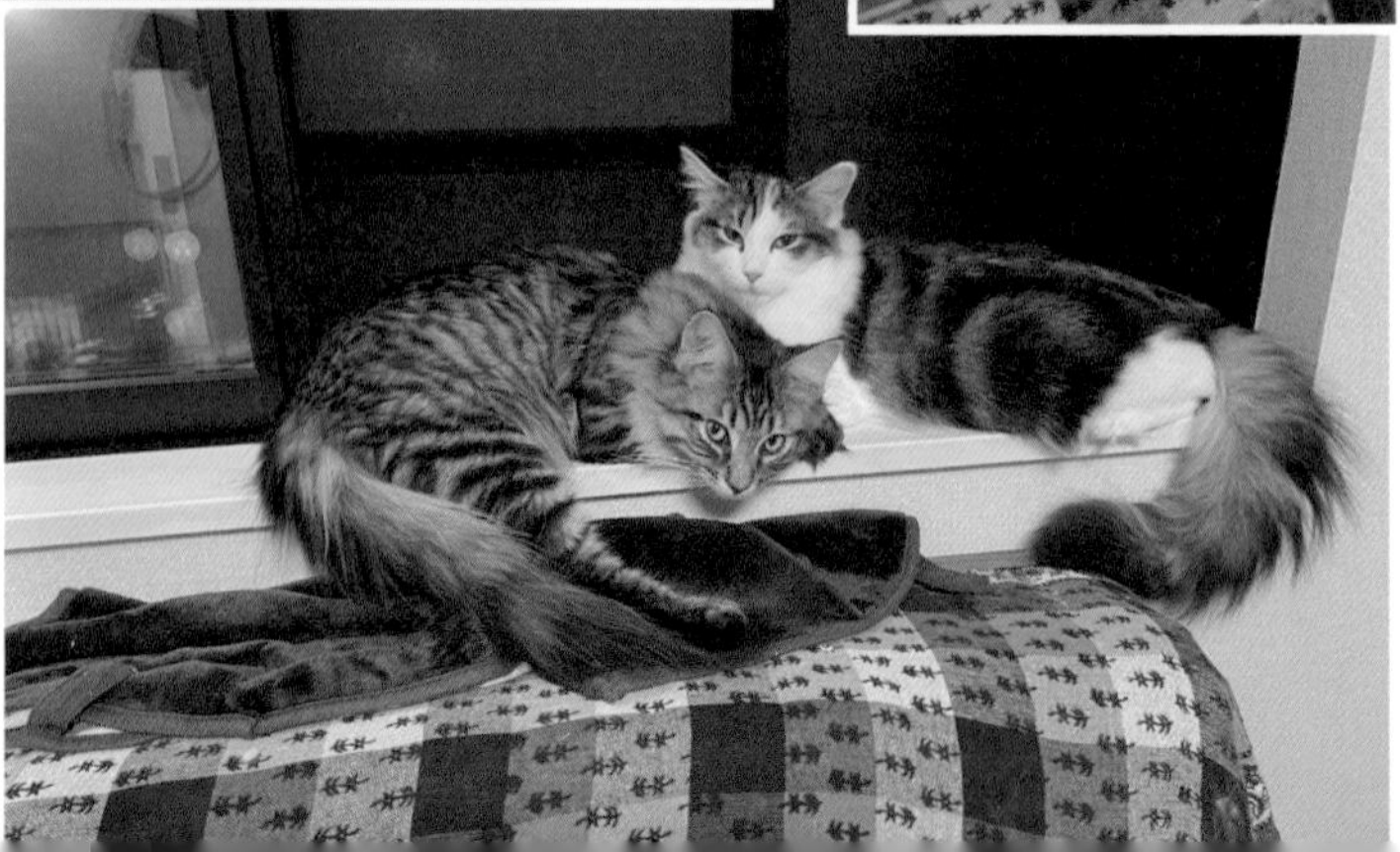

はじめに

「歯科大学卒業後自衛隊に入隊し、およそ1年で退役」
「元従業員から横領され、挙句の果てに空き巣に入られる」
「動物好きが高じて、カンガルーや錦鯉を飼い、馬主にもなる」

この本は、そんな歯科医師の事件簿です。

私は埼玉県川口市にて、「あい歯科医院」という歯科医院を経営している歯科医師です。

本書を手に取ってくださり、誠にありがとうございます。

当院は1999年に開院し、約20年、皆様にご愛顧いただいている歯科医院です。

JR西川口駅から徒歩8分という立地ですが、川口市全域にとどまらず、様々な地域から多くの方に通院いただいております。

私は幼少期から、そして医師になってからも、本当に様々なことを経験してきました。

私自身が育った家庭の特異性。

「西川口」という独特な地域性がおりなす、様々なスタッフや患者さんとのハプニング。

私個人の生活習慣により、引き起こした出来事——。

こういったさまざまな事件ファイルを、そこから得た教訓と共にまとめたのが本書です。

さて。

さまざまな事件については第1章からお話しさせていただくとして、ここでは当院の話をさせていただきます。

当院では「抜かない・削らない・痛くない治療」を診療の柱とし、できるかぎりストレスなく皆様に通院いただけるよう努めております。

また、患者さんのご意向に応じて「抜かないと無理」と思うような状態の歯でも、極力抜かないで済む方法を模索します。

患者さんが付き合ってくださるのであれば、半年や1年は通院していただき、なんとか歯を残すことができるように治療します。


そのため、当院は「早い・安い」を求めている患者さん向けというより、「なんとか自分の歯を残したい」という方に向きの歯科医院であると言えるでしょう。

そういった当院の方針からか、他の歯科医院で「抜かないとダメだ」と言われた患者さんが、セカンドオピニオンを求めて来院いただくケースが増えています。

近隣の方はもちろん、遠方では仙台からお越しいただいている患者さんもいらっしゃいます。

今では、西川口にお住まいの皆さまのホームドクターとして、また、遠方よりご来院の方には「ここまで来てよかった」とおっしゃっていただけるような医院に成長したと自負しております。

本書の内容を簡単に説明いたします。

第1章は、私が西川口にあい歯科医院を開院してから起こったいくつかの特に印象深い事件について書いています。

第2章は、私の幼少時代の話を書きました。なぜ歯科医になったのか、どんな過程で育てられたのか、などをつづっております。

第3章は、歯科医を目指して歯科大学に入学してから、医院に勤めて働き出すまでを中心とした内容です。

第4章は、私の歯科医としての土台となっている人物との交流や、あい歯科医院を開院するまでのことが中心となっています。

第5章は、私がどんな人間と付き合ってきたのか、などを書きました。

第6章は、学生時代からギャンブルにハマり、ある時期からペットや絵画などにのめりこんだ私の趣味についてです。

第7章は、歯科医として医院を経営する私が、どのように考えながらあい歯科医院で日々働いているのか、歯科医としてのこだわり、などを解説しています。

最後までお付き合いいただけましたら幸いです。

第3章

歯科大卒業するも……。

第4章 開院当初もやっぱり波乱万丈

第5章 私の恋愛遍歴

第6章

趣味に明け暮れる日々

終章

歯科医として、経営者として

第1章

こちら西川口あい歯科医院事件簿

患者さんと不倫し、医院から金を盗んだ女

昔、当院にTC（トリートメント・コーディネーター）として雇っていた人物にえみり（仮名）という凄腕がいました。

彼女は、それまで実家の整骨院の受付をしていたようです。

長いキャバ嬢歴のある女性でした。

いつの間にか患者さんの一人と不倫しており、しかもその不倫相手のお子さんも当院の患者さんでした。

お子さんはかなりえみりに懐いていて、「えみりまたプール行こうね」と言って抱きつく光景を院内で目の当たりにしたこともあります。

私はすぐに、えみりが仕事を早退した日、不倫相手とその子とでプールに行ったこ

とを悟りました。

キャバ嬢のテクニックと経験のたまものなのか、えみりは口がうまく、TCとしての仕事っぷりもしっかりしていて、かなりの売上を作ってくれていました。

しかし、何を勘違いしたのか、売上を作るとそこから金を抜くのです。

本来ならば5万円請求するところ、患者さんを騙して7万円を請求し、差額の2万円を自分の懐に入れる。

なぜそれが発覚したのか。

あるとき、そうやって騙した患者さんの職業が、なんと警察官だったのです。

「えみりは警察さえも騙すのか」

とあきれてしまいました。

結局えみりには金のことは言わず、患者さんとの不倫を問いただして辞めてもらいました。

しかし、えみりが去った後も医院から金がなくなる事件は続きます。いろいろな人に相談しても、「内部の人間だろう」という意見ばかり。ですが、えみり以外にお金を盗みそうなスタッフはいません。

「おかしいな」と思い、院内に防犯アプリを導入することにしました。


それからしばらくたったころ。

ちょうど家でテレビ番組「警察24時」を見ていた時のことです。アプリのアラームがピピッと鳴り、院内に設置したカメラの映像を見ると、誰もいないはずの院内に女の影が——えみりです。

なんと、辞めさせたときに回収したはずのカギを持っており、そのカギを使って当院に侵入し、お金を盗んでいました。

えみりは合鍵を作っていたのです。


当時、私は医院の近くのマンションに住んでいたので、走って医院に出向くと、ちようどえみりが医院から出るところに遭遇しました。

「オイッ！　待て！」

と叫ぶと、えみりは急いで車に乗って逃げてしまいました。

「逃げられた……」

と思い警察に電話しようとしたところ、非常事態に私も慌てていたようです。携帯だと思って持ってきたものが、財布だったのです。


結局また家に戻り、警察に電話した数十分後。

鑑識など含めて20人ほどの警察官がやってきました。

指紋を取り、防犯カメラの映像を見せると、かなりはっきりとえみりの姿が映っています。

警察は、

「今から逮捕しに行きます」

と言ってすぐに出ていきました。

えみりは履歴書に書かれている住所から引っ越ししておらず、すぐに捕まりました。

実は私は、辞めたにもかかわらず当院の周りを車でウロウロ巡回しているえみりの姿をよく見かけていました。

仕事で遅くなったある日には、帰ろうと医院を出たら、車からこちらを見ているえみりと目が合い、彼女は「やべえ」という顔をして逃げていったのです。

今思えば、毎日のように医院に来ては金を盗んでいたのかもしれません。

えみりの話はまだ続きます。

教訓 世の中には医院の金を盗むスタッフもいる

私は言った「ぜひ死刑にしてください」

えみりは生活苦を理由に窃盗を繰り返していました。

とはいえ、えみりは4度離婚していて、養育費をたくさんもらっており、当院に勤務していた時の給料にほとんど手を付けていなかったようです。

そのため、生活苦に陥りようがありません。

あい歯科医院銀行をATM代わりにして、頻繁に当院にお金をおろしに来ていたのでしょう。

お金をおろしにくる、と言ってもただの窃盗です。

要するに、うちを辞めた後も、うちから生活費が出ていたということになります。

私はそんなえみりの裁判を傍聴席から見ていました。

裁判の前に、状況証拠などを固めるため、刑事さんが何度か私のところに来ていました。

いよいよその捜査も最後だというとき、「島田先生は犯人に対してどういう感情を持っていますか」と聞かれ、私はこう答えました。

「ぜひ死刑にしてください」

てっきり「そんなことできるわけないじゃないですか」と言われると思いきや、

「そうですよね、そういう気になりますよね」

と言われ、心底ホッとしたのを覚えています。

「刑事さんもそう思ってくれるなら、示談にするのはやめよう」と決意することができたからです。

実は、えみり側からは「今まで盗んだ現金を返すから、どうか示談にしてくれ」と言われていました。

向こうの言い分では、盗んだのは38万円。

その38万円を返すから示談にしてくれということなのです。

ただ、正直なところ、そんな少ないはずありません。

ですが、録画されていたり、盗まれたという証拠のあるお金は返ってきても、他のものは返ってきません。

全額を取り返すためには民事訴訟を起こさなくてはならず、仕事も多忙だったこともあり、民事訴訟はやめることにしました。


裁判でえみりは終始泣いていました。

えみり側の弁護士も、

「えみりさんは反省して、私との面会中もずっと泣いているんです」

と私に情状酌量を求めてきました。

しかし、私は知っているのです。

当院のスタッフとして働いていた時も、ことあるごとにえみりはウソ泣きをしていて、泣けば許してもらえると考えていることを。

えみりが勤務していたころ、スタッフに口答えされたときなど、私を廊下で捕まえて、

「先生〜聞いてくださいよぉ、シクシク、●●さんにこんなこと言われちゃったんです……」

と、甘え、泣きながら話すのです。

明らかに私に媚び、「えみりは悪くない」とかばってもらおうとでも思っているのでしょう。

他のスタッフに何か気に入らないことを言われるたび、このようなことがありました。

えみりは泣くのが仕事ですので、えみりの涙など信じてはいけないのです。

そんなえみりがいなくなり、当院にも平和が戻ってきました。

どの組織にも、仕事はできても、輪を乱すようなスタッフがいるのではないかと思います。

そういうスタッフの扱いについて、院長はどう扱えばいいか、決断できないというケースは多いでしょう。

私は、どんなに仕事ができる人であろうとも、そんなスタッフはやめてもらい、他のみんなを生かしたほうがいいと考えています。

性格の悪さや手グセの悪さは治せませんが、仕事ができる人材はまた育てることができるからです。

教訓

仕事ができようとなんだろうと、辞めてもらわないといけない人がいる

受付で小説を読むスタッフ

スタッフを採用し、入社してからも「こういうスタッフは給料が上がらない」という話をすることがあります。

私語が多いとか、服装がだらしない、言葉遣いが汚い、などのことは、分院長時代から言っていました。

ある時、受付のスタッフが暇な時間に小説を読んでいました。

その姿を見て私は、「君もう来なくていいよ」と言ったら、本当に来なくなりました。

自衛隊の病院時代も受付担当が雑誌を読んでいましたので、受付に多いタイプなのかもしれません。

そもそも、受付に本や雑誌を持ち込む時点で、暇になったらそれらで時間を潰そうと考えているということ。

来客がなくてつい居眠りしてしまうのとではワケが違います。

仕事をなんだと思っているのでしょうか。

たしかに、空き時間ができてしまうのは仕方がないことです。

しかし、勤務中であることに変わりはないので、自らやることを見つけて動くべきであるというのが私の意見です。

私の面接スキルもだいぶ上がり、様々な角度から厳しく応募者を見るようになりました。

履歴書は隅から隅まで読みますし、辞めた理由や転職回数が多い理由も必ず聞きます。

また、金髪など社会人としてあまり見かけない出で立ちで現れた場合は、ひとまず理由を聞きます。

以前、人材派遣会社から紹介された女性で金髪の方がいました。

派遣会社の担当からは、紹介する人が金髪であると聞いていましたが、それでも構わない旨を伝えて、面接をすることになったのです。


私自身、金髪に対してそこまでの嫌悪感はありません。

ただ、金髪にしている理由が、例えばモデルの仕事をしているとか、バンドをやっているなどのまっとうな理由があれば聞いておきたいと思ったので、単刀直入に聞いてみました。


すると、「学生時代厳しかったので、社会人になって弾けたいと思いまして」という答えが返ってきたのです。

学生の時よりも、社会人になってからの方がよほど厳しいのに、なぜそのように思うのか理解できず、不採用にしました。

一方、昔当院でアルビノの女性を雇っていたことがあります。

アルビノというのは、先天的に色素がない遺伝子疾患です。

髪の毛も真っ白ですし、目も肌の色も色素が薄い方がほとんどです。

彼女は、髪が金髪ではないのですが、金髪に見えるような髪色でした。

しかし、生まれつきのものですし、私がとやかく言うようなことではありません。

彼女も気にして
「黒く染めた方がいいですか」

と聞いてきたのですが、私は、

「ありのままでやってくれ」

と答えました。

患者さんには時々、「あんたそんな髪色で先生から何も言われないの?」などと言われていたようですが、私は「生まれつきなんです」と言わせていました。

このように、整合性が取れていれば金髪でも多少派手な身なりでも構わないのですが、よくわからない理由の場合は、採用しません。

他にも候補者を不採用とした理由はたくさんありました。

働き始めの1年目は法律で有給休暇は10日と定められています。

そのうち、5日間は本人が自由に取ることができる有給で、残りの5日間は経営者の裁量に任せるという決まりになっています。

しかし、その10日間の有給を、「全部自分の裁量で使わせてください」といきなり面接時から言ってきた応募者がいました。

ある程度、関係性ができあがってきた時に、まっとうな理由と共にこのようなお願いをされるのであれば、私も理解できます。

しかし、面接の時からこのような発言をするのはいかがなものなのでしょうか。

自己主張が強い人間は当院には向かないと思い、採用を見送りました。

教訓

当たり前のことができない人は採用しないこと

仕事はできたが、パジャマで出勤するスタッフ

私は好きな女性のタイプを聞かれても「自立している人」と答えます。「芸能人だったら●●さんがいい」というような答えを求めている方にはつまらない回答かもしれません。

しかし、外見的なことよりも、自立しているかどうかの方が私にとってよほど大事ですので、スタッフの採用基準においても重視しています。スタッフにも自分で考えて自分で動く人材に育ってほしいというのは、私がこだわっている部分です。

一時期はスタッフに採用面接を任せていた時期もありました。

しかし、フィーリングで選んでしまったり、楽そうな人、ライバルにはならなそう

な人を選んでしまうこともありました。

優秀な人材を見極めようとするような気持ちはスタッフには無かったのでしょう。

その時に採用されたスタッフは、私から見るとやはり自立心に乏しく、精神年齢が低い感覚があり、面接を人任せにするのは失敗だったと反省しています。

そうは言っても、私が見極めた人材を採用し、失敗したこともありました。

受け答えもきちんとしていて、顔の均整が取れており、仕事できるオーラが出ていたので即決しました。

しかし、仕事はできても性格に難があったのです。

例えば、公共交通機関を使っていないのに、通勤費を請求し、実際の通勤は親に車で送ってもらっていたスタッフがいました。

そのスタッフは、パジャマで出勤してきて、タイムカードを押した後に歯を磨き、仕事中なのに裏で人の悪口を言いまくっていたのです。

電気を消し忘れて帰ったことが度々あったので、ある時指摘すると、激昂されてしまいました。

私は怒っていた訳ではなく、「昨日電気が付いていたから気を付けてね」と言っただけです。

それなのに、医院のロッカールームにこもって出てこなくなってしまうような人物でした。


これが唯一「仕事できるオーラ」を放っている人物との面接で私が見抜けなかった一例です。

仕事はそつなくこなす器用なタイプだったのですが、性格まで見透かすことはできませんでした。

この人物以外は、本当に採用して良かったようなスタッフばかりです。

辞めるときでも必死で引き止めますし、時短でもいいから来てくれとすがるぐらいの優秀な人物たちでした。

教訓

「仕事できるオーラ」を放つ人を採用すべし

モンスター患者の襲来

西川口という土地柄がそうさせるのか、私という人物が呼び起こしているのかわかりませんが、開業してから幾度となくトラブルに見舞われています。

開業して大変な部分は、経営的なかじ取りや金銭的な部分だけではありません。

経営者は患者さんやスタッフとのトラブルに対処する能力も求められます。時に、毅然とした態度を取ることも必要です。


ある時、「ホームページに書かれているこの治療はどういうことなんだ？　ちゃんと説明しろ」と、何百回も電話をかけてきた男性がいました。

医院のホームページを見て電話をしているようで、当院に来たことはない人です。

患者さんでもなければ、お金ももらっていませんし、説明する義務はこちらにはありません。

けれど、電話をかけてはすぐ切って、またかけてくるの繰り返し。

当院の電話はずっと通話中になっており、本当に必要な患者さんからの電話が取れない状態になってしまっていました。

夜になっても電話をかけてきていたので、仕事にならない状態が続いたのです。

するとある日、なんとその男性が来院しました。

そして、院内に入ってきてウロウロしながら写真を撮りまくり、受付のスタッフのことを悪く言ったり、なんだかんだとクレームをつけてきたのです。

そうなってしまうと診療拒否の規定にも触れますので、「出ていってください」と言いましたが、なかなか出ていきません。

もうダメだなと思い、最後の手段ということで警察に通報し、出禁にしてもらいました。

実は、彼のように、ホームページ見て言いがかりつけてくる人物というがたまにいます。

昨今の世の中では、匿名型であるのをいいことに、インターネット上で好き勝手なことを言う卑怯な人間が多いもので、Google等のコメントで腹いせするような人間も増えています。

もしかしたら、食べログなどのコメントを読んで参考にしている方も多いのではないでしょうか。

しかし、よく読んでみると、結構ひどいこと書かれている場合があります。

「接客が馬鹿丁寧すぎて嘘臭い」という理由で星1にされたり、出前館などでも、フードが入った袋の紐の結び方がきつかったという理由で星1をつけられたケースを見ました。

そこまで来ると、正直お店側の問題というよりも、コメントしている側の問題なのではと思ってしまいます。

このように、開業しているとまれにモンスターペイシェント的な人物に出会ってしまうことがあります。

問題があったとしても、当院から犯罪者を出すのは憚られるので、スタッフを守りながら、できる限りトラブルを避けるようにしています。

ですが、警察を呼ぶことにもためらいはなく、常に毅然とした対応を心がけています。

開業した当初はスタッフとも年齢が近く、彼・彼女たちに対してはどちらかというと弟や妹のように思っていました。

けれど、今となっては親子ほど年齢が離れたスタッフもいます。

親御さんや旦那さん、奥さんからお預かりしている大切なスタッフですので、彼らが不安に思うようなことは、私が排除しなくてはならないと考えています。

教訓

スタッフを守るためには、常に毅然とした態度をとる

第2章

建前抜きの幼少時代

特異な家庭環境で育った私

幼少期は特異な家庭環境で育ちました。

明らかに一般の家庭とは違う部分がかなりあり、今同じことが起きたら、事件になるな、というようなことがたくさんありました。


私の親父とお袋はお見合いで結婚しました。

2人とも九州の出身で、典型的な男尊女卑の家でした。

親父が浮気をして、家庭を乱す前まで、お袋は「お帰りなさいませ、旦那様」と玄関で三つ指を立て迎えていたそうです。

親父は小さい頃に脱腸を起こしたようで、生殖能力に問題があるかもしれないと言われていたと聞いています。

そのため、親父は結婚した当初、「俺がどのぐらい子供を作れるか試してみるんだ」と言い、母を妊娠させては「おろせ」の繰り返しであったというから驚きです。

うちのお袋はだいぶお嬢様で世間知らずでしたが、当然納得していなかったでしょう。

私を妊娠したときにとうとう、「産みたい」と親父に言ったようなのです。

すると親父は、

「お前が育てるんだったら、産んでもいいぞ、俺は一切面倒を見ない」

と言ったそうです。

私が物心付いたときから家庭が荒れていたので、この話を聞いたのは、私も10代とかなり若く、日常的にそのような話を聞かされていました。

前述の通り、両親の中が悪くほぼ毎日喧嘩をしていたので、そのような類の話が夫婦げんかのネタになり、自然と私の耳にも入ってしまうのです。

親父の悪いところばかり吹き込まれていたので、当然良い印象など持てるはずもありません。

私が中学生ぐらいになると、親父と殴り合いの喧嘩が頻繁に勃発し、トイレの扉が破れるなどの破壊行為が頻繁に起こりました。


そのように生まれてきた私は、癇の強い赤子だったようです。

織田信長が乳母の乳首を噛みちぎったという逸話がありますが、私は噛みちぎってはいないものの、お袋の乳首があざになるほど狂暴だったそうです。

産婦人科を退院するまで私がずっと泣き叫んでいたので、お袋は他のお母さん方からは口をきいてもらえなかったと聞いています。


お袋は女の子が欲しかったそうです。

私のことを女の子として育てたかったのか、私のことを少しでも大人しくさせようとしたのか、どちらかは知りません。

しかし、私は幼いころ、フリルがついていたり、いちごの絵がついていたりする女の子用のパンツをはかされていました。

また、弁当箱もピンクでしたし、水筒もかわいらしいものを持たされ、さらに、無理矢理近所の女の子と遊ばせられていました。


おかしいことに気がついたのは小学校に入ってからです。

小学校に入ると、体育の授業の時間に着替えますよね。そのとき、友達に
「島田女のパンツ履いてる！！！」

と言われ、気がつきました。

確かに、男友達のパンツは前開きになっていますし、フリルなどはついていません。

子供ですから、男のパンツ・女のパンツなどの概念はなく、親から与えられたものを履くのが当たり前です。

外の世界と比較して、初めて自分はおかしかったのだと気づかされるのは世の常なのかもしれません。
そこまでしても、私は粗野で乱暴に育ちましたので、どのように育てようが人間の根っからの性格と言うのは変えることができないのかもしれません。

教訓

他人と比較しても仕方がないが、比較することでわかることがある

毎晩喧嘩する夫婦

乱暴に育った私は、親父がプラモデルを作り終えた瞬間たたきつけて壊したり、買ってもらったミニカーを壊れるまでぶつけ続けたりしていました。

とにかくひねくれていましたので、タイガーマスクを見ていても、タイガーマスクが負けることを祈っている始末。

また、子供のころに起きた浅間山荘事件では、連合赤軍を応援するぐらいゆがんでいました。

そんな生意気な子供でしたので、常に親父から殴られていました。

絶対に「ごめんなさい」と言わない子供でしたので、父親もエスカレートしてしまっていたのでしょう。

他にも、木刀の上で正座させられる、水風呂に投げ込まれる、手足を縛られ押入れに入れられる、真冬だろうがなんだろうが、謝るまでベランダに出される――。

こんなことをされていました。

しかし、自分が悪いと思っていなかったですし、どうせ親の方が折れるだろうと思い、決して謝ることはありません。


うちの両親は本当に毎晩喧嘩していて、お互いに過去のことを蒸し返して罵り合っていました。

親父が繰り返し愛人を作っていたので、お袋がそれを蒸し返し、親父が死ぬまで責めていたのではないかと思います。

積年の恨みで喧嘩したくて仕方がなかったのでしょう。

お袋と私は親父に包丁を持って追いかけ回されたこともあります。

理由は、

「お前らがいるから、あの女と一緒になれないんだ」

非常に理不尽です。

おかげで殺されかけました。


ウイスキーをビールで割って飲むような男でしたから、酔っぱらっていた、アル中だったと言えばそれまでですが、今でしたら警察沙汰です。

そんな中の悪い夫婦なのに、子供が生まれていることに驚かれた方も多いかもしれません。


私には妹がいるのですが、ある日のことをはっきりと覚えています。

朝起きると、あんなに仲が悪い親父とお袋が同じ布団で寝ているのです。

私にはそれがものすごい衝撃で思わず、

「なんで一緒に寝てんのっ？」

と聞いてしまいました。

お袋は顔を赤らめ照れ笑いを浮かべて何も答えません。

親父はニヤニヤしながら、

「直樹、弟か妹が欲しいか？」

と聞くので、私はその頃子供でしたから、素直に欲しいと答えました。

それからしばらくすると、妹が誕生したというわけです。


こんなひどい家族でしたが、父親がバス会社で働いていたので、子供のときから比較的多く旅行には連れていってもらいました。

大阪万博にも行きましたし、2年に1度くらいは九州のおばあちゃんの家に遊びに行きました。

また、富士急ハイランドのフリーパスのようなものをもらい、家族で行ったこともあります。

当時、ディズニーランドがまだなかったので、富士急ハイランドは、子供にとって最高の遊び場だったのです。

教訓

たとえ悪い関係性でも、生れるものがある

「店の商品全部くれ」という叔父

正直に建前を抜きにして書いてしまいます。

私が歯科医師を目指したきっかけは、歯科医という仕事が羽振りよさそうだったからです。

私の父はサラリーマンだったのですが、おじは内科医をしていました。

宮崎県で開業し、おじ一代で長者番付に載るぐらいにまで医院を大きくしたのです。

幼少期、私は東京に住んでいました。

たまに九州に住むそのおじのところに遊びに行くと、空港まで迎えに来てくれます。

そして、

「直樹、何が欲しい？」

と聞いてくれ、何でも買ってくれるのです。

私は遠慮のない子供でしたので、少し大きくなったころに九州に行ったとき、おじから、

「おお直樹、大きくなったな。今は何が欲しいんだ?」

なんて言われて、

「カメラ!」

と答えたところ、おじは全くひるまず、

「おーカメラか。よし分かった!」

と、カメラを買ってくれたことも。


そんなおじと一緒に外出したときのこと。

あるデパートのブランド洋服店に行き、

「ここからここまで全部ください」

と、ハンガーで吊るしてある洋服を指して店員さんに言ったのです。

しかも、一度や二度じゃありません。何度もです。

ハンガーにつるしてある商品を全て買われてしまうと、売る商品がなくなってしまいます。

なので店員さんは、困っているような笑っているような表情を浮かべながら、

「それはちょっと……」

と渋ります。

それに対しておじは、

「わかった。じゃあ、店の商品全部くれ」

と返す。

そんな豪快な人でした。

その他にも、庭で錦鯉を飼ったり、車を何台も持っていたりと、昔のお金持ちの典型を地で行くようなイメージの人物。

スイカの端っこは決して食わず、野良猫に大トロを与える、そんなおじでした。

また、人一倍オシャレにも気を使っていたようで、患者さんを何人か診るとすぐに着替えてしまうのです。

ちなみにおじが自宅で着替えるときは、いつもお手伝いさんがズボンを脱がせてくれていました。

そうでなくても、おじが脱ぎ散らかした服をお手伝いさんが片付けて回っている姿を見た記憶があります。

私は、そんなおじに憧れて医師になろうと決意したのです。

ちなみに、我が家はサラリーマンの父が結構な大酒飲み。

そのせいでいつもお金が足りない、いわゆる中の下の家庭でした。

羽振りが良くて、言うこともやることも豪快なおじと父との対比は、幼い私には非常に大きなものだったのです。

男として憧れるのは、やはりうちの父のような酒浸りのサラリーマンよりも、おじのように、豪快に稼いで、豪快にお金を使うような人物なのではないでしょうか。

おじのお金の使い方は、良くも悪くも私も非常に影響を受けています。

教訓 羽振りの良い人の生き方は想像を絶する

世界一仲の悪い夫婦に育てられて

私は、幼稚園からずっと私立の学校に通っていました。

幼稚園と小学校は都内で、中学校と高校は千葉でした。


なぜ千葉を選んだかというと、私の父と母が世界一夫婦仲の悪い夫婦だったから。

先述のように、夫婦で顔を合わせるたびに喧嘩をしていたといっても過言ではなく、私はその光景を見るのが嫌で、家を出たくて仕方がなかったのです。

そんな私でしたので、親から出かけようと言われても、

「俺は家で本読んでいるから行かない」

というようなタイプでした。

本当に家が嫌だったので、あの国民的アニメ「サザエさん」を見ているとファンタ

ジーのように感じてしまい、「あんな家あるわけねぇ」と考えてしまうほどだったのです。


一刻も早く家を出て自立し、一人暮らしがしたい。

そう思っていたので、中学校受験では寮のあるところしか受けませんでした。

そして、千葉にある寮つきの学校に合格することができたので、そこに進学することにしたのです。


ちなみに、たった一人の妹との仲も最悪。

なぜ、不仲なのかと言いますと、妹の男狂いがひどかったせいです。

私が知る限り、4回は離婚しており、年齢が二桁になるころから男とのいざこざが絶えませんでした。


妹の中学、高校時代のエグいエピソードはあげればキリがなく、そんな彼女は親からは疎まれ、勘当され、しばらく行方不明のような状態になっていたのです。

当然、親の面倒は私が一人で見ていました。

妹は、父が亡くなったことを知ったのも5年後でしたし、母が亡くなったことを知ったもの3年後でした。

遺言状には、両親とも「一切合切私に相続させる」というようなことが書かれており、妹にはびた一文やりたくないといった感じが伝わってきました。

しかし、妹は卑しい蛇蠍の女。遺留分を主張して裁判を起こしたのです。

妹は、第二次ベビーブームのさなかに生まれ、学年千人中、ケツから三番目という成績を誇っていました。

遺産相続の遺留分の権利の主張として、妹側は私の方に学費が多くかかっていると主張しています。

歯科大学まででたのですから、親からすれば当然、私の方により多く学費をかけてくれたことは事実です。

とはいえ、私からすると、妹の方が親に手をかけてもらっている印象があります。お金がかかっているのか、手間がかかっているのか、その苦労は同じでどちらも平等なのではないでしょうか。

相続問題の解決には、まだまだ時間がかかりそうです。

教訓

親の仲が悪いと、子どもは自立心が芽生える

第3章

歯科大卒業するも……。

日本歯科大学から自衛隊へ

私は豪快なおじに憧れて医療の道を志しました。

ただ、おじのように内科医になるのではなく、歯科医の道へ進むことを決め、大学は日本歯科大学へ入学。

卒業してからは、自衛隊に入りました。

ずっと私立の学校に行っていたので、ここらでそろそろ公務員になって、国からお金をもらわないと損だなと思ったのです。


「歯科大学の卒業生が自衛隊に入隊？」

と思われたかもしれません。

実は自衛隊には、医師も歯科医師も勤務しているのです。

自衛隊の歯科医の主な仕事は、全国の陸上・海上・航空自衛隊の病院、各部隊の基地・駐屯地の医務室に配属され、自衛隊員やその家族の歯科診療を担当します。

歯科医師は歯科医官と呼ばれています。

自衛隊には、歯科医官を養成する学校はありません。

ですので、歯科医官になるということであれば、まず歯学部を卒業し、歯科医師になることが第一歩。

そして、歯科幹部候補生、もしくは医科歯科幹部に志願し、試験を受けます。

無事に歯科幹部候補生に採用された後は、陸上・海上・航空いずれかの自衛隊の幹部候補生学校に入り、約8週間の幹部自衛官としての教育を受け、他の候補生とともに集団生活を送りながら、基礎訓練を受けます。

私は泳げないので、海上自衛隊はあり得ないと思い、陸上自衛隊を志願しました。

当然ですが、歯科医官が戦闘部隊を指揮することはありません。

しかし、訓練をする必要はあります。

訓練はかなり厳しく、武装障害という、銃などの装備を30キロほどつけて障害物を越える訓練をすることもありました。

ところが、あまりに厳しい訓練でしたので、私は急性腎不全を発症してしまいました。

そのことについては後で書きますが、そんな思いをしながらも自衛隊訓練が終わり、研修医として病院勤務になりました。

いざ病院勤務になると、かなりヒマ。

だからなのか、患者がいないのをいいことに上司が研修医を呼びつけ、

「これ翻訳しといてよ」

と英語の論文を渡してきます。

ヒマすぎるため、研修医をいじって遊んでいたのでしょう。

歯科医師として早く経験を積みたかった私は、

「こんなところに長くいたらダメだ！」

と悟り、1年で自衛隊を辞めることを決意。


ただ、簡単には辞められません。

いろんな人からかなり引き止められましたし、辞表にも退職理由を長々と書かなくてはならず、「一身上の都合」と一言で済ませるわけにはいきませんでした。

私は退職理由として正直に、「上司がバカだから」と書いたのですが、「こんなもの受け取れるわけない」と言われ、大問題になってしまいました。

私には同期が6名いたのですが、同時期に4名が退職したいと言い出したこともその理由の1つかもしれません。

自衛隊を辞めるだけなのに、かなりの時間がかかり、大変な苦労もしたのです。


また、自衛隊と民間の会社の違う点があります。

自衛隊を辞める際は、次はどこで働くのかを申告しないと辞表を受け取ってもらうことができません。

軍事機密を守る意味で、辞めた後も消息は常につかまれているというわけです。

教訓

自衛隊を辞めるのはなかなか難しい

自衛隊に入隊が決まると……

私が自衛隊に入隊した当時は、市ヶ谷に自衛隊の施設があり、そこが受験会場となっていました。

門には、銃を持った人が立っていて、開けてもらってジープで会場まで運んでもらうスタイル。

私が受験した日が、まさにイラクがクウェートに侵攻した翌日でした。

面接でもその件について質問されました。

「イラクがクウェートに侵攻しましたが、その件についてどう思いますか」

「武力で他国を制圧するのは良くないことだと思います」

と答えました。

まさに、綺麗事です。

試験には学科試験といわれる、ペーパーテストもありました。

受験すれば全員合格なのかと思いきや、落ちた人もいたようです。学科が悪かったのか、面接がダメだったのかはわかりませんが、倍率は2倍ぐらいだったと聞いています。

当時はまだ自衛隊に偏見がある時代でしたので、なり手がいない時期でした。今ならもっと倍率が高いのではないかと思います。

自衛隊も、考え方は公務員と同じです。

景気がいい時は民間の方が給料は良いですが、景気が悪くなると、公務員の方が安定していて、圧倒的に人気がある。

そして公務員は、年金などの保障制度もいいですし、給料の伸び自体は良くなくても、天下りできる、といった具合です。

自衛隊に入隊が決まると、入隊前に飛行ツアーに行くことができます。

私の時は、自衛隊機に乗って2泊3日福岡旅行に行きました。

目的は、駐屯地見学と観光です。

行きはC1という輸送機で、帰りは自衛隊のYS11に乗せてもらったと記憶しています。

宿泊したのは、久留米市内にある自衛隊が協賛しているホテルでした。

太宰府に行き、柳川で屋形船に乗るような典型的な福岡観光をした後、駐屯地を見学し、そこで自衛隊の食事を食べます。

夜は、自衛官行きつけのスナックに連れていってもらいました。

世の中には、自衛隊の協賛施設というものが存在し、ホテルや飲み屋、食堂など、自衛官御用達の施設がいくつか存在します。

多少割引が利くので、給料日になるとそれらの施設に自衛官が殺到するのです。

自衛官は男性8割、女性2割といったところでしょうか、私はその旅行中、まだ入隊前だというのに早速同じ自衛官の女性と仲良くなりました。

後々よく聞くと、彼女は自衛隊のかなり上のお偉いさんの娘さんだったのです。

その後、彼女とは婚約するに至りました。

ただ、所詮公務員ですので、民間企業のように社長の後継ぎとなるといったようなことはありません。

それでも、周りからは相当うらやましがられました。

私はすぐに自衛隊を辞めてしまったのですが、実はそのとき彼女も道連れにして辞めさせてしまいました。

当然、お父さんはカンカン。

最初はとても礼儀正しいお父さんだったのですが、辞めたことを知った突端、日本刀を突き付けられました。

さすがの私も、日本刀を突き付けられる経験は後にも先にもこの時だけです。

彼女は、薬剤師でしたので自衛隊を辞めたといっても、再就職先には困りません。

その後、私がまだ独身でいるということは、彼女とどうなったのかお判りいただけると思います。

教訓　彼女の父親だけは怒らせるな

「剛健」のためにイスを破壊

自衛隊では、おかしいと感じることがたくさんありました。

例えば、上司やお客様がいる部屋に入るときなど、ノックをして「失礼します」と言いますよね。

しかし、それは自衛隊ではご法度。

「自衛隊員は失礼があってはならない」とかなんとかで、「失礼します」ということは禁止され、ただ「入ります」と言うのです。

また、幹部候補生学校の入学式では、椅子を壊すように言われます。

勢いよく座ることで椅子を破壊するのです。

上官は「去年は10個壊れた」などと言っていますが、どういう意味なのかさっぱりわかりませんよね。

要するに、「剛健」を売りにしているのです。

おそらく、剛健とは彼らの中では、一度破壊することを意味するのでしょう。

そういった、男塾的な考え方がはびこっているのです。


入隊してすぐにある、制服のサイズ合わせもかなりクセがあります。

太り過ぎていたり、痩せすぎていたりすると、制服が合わない人も出てくるのは仕方がないことです。

しかし、そんな場合でも、

「体に制服を合わせるな、制服に体を合わせろ」

と言われ、絶対に在庫を出してくれません。

そもそも在庫がないんです。

だから、入らないものは入らないのに、そんな理屈はまかり通らないのです。

このように、自衛隊はノリというか、世間一般の間隔とは少しズレており、融通が利きません。

入隊して全員が着任し、全国から人が集まって「どこから来たの？」などと和気あいあいと話をしていたら、怖い上官が来て、

「お前ら何やってんだ！！！」

と怒鳴りつける。

そんな雰囲気でしたので、私は入隊してすぐに帰ろうと思いました。

しかし、荷物は運んでしまったので、もう間に合わない。

逃げるチャンスを失ってしまいました。

もう刑務所にでも入った気分です。

入った当初は、裁縫などしたことがないのに、制服に名札付けなどをさせられる。

また、自衛隊たるもの「シワ」は許されないため、衣類には徹底してアイロンをかけさせられる。

さらに、ベッドにも注文が付けられました。

ベッドのシーツの上に10円玉を落として、それが跳ねなければ、「シーツがピンと張っていない！　しわだらけだ！　やりなおし！」

とやっぱり怒鳴られます。

我々の部隊は、医科と歯科の合同な圧倒的に少ない部隊でした。

医科は防衛医大があり、そこの出身の人間は、そのままその部隊に流れてきて、一緒に訓練します。

自衛隊での日々は、訓練、訓練、訓練の繰り返しで、信じられないぐらい歩かされるし、走らされます。

それに加えて座学もあり、その後宿題も出されるので勉強もしなくてはならず、かなりスケジュールがきついのです。

こうしたことが積み重なっていくと、だんだん怒りが増してきて、もう全員殴り殺してやろうかと思うぐらい殺意がわく瞬間がありました。

何もかもが理不尽で、入隊してから反発しかしていませんでした。

はっきり言って向いていなかったのでしょう。


それなのに上官としては、こちらと距離を近づけようと、

「島田は彼女はいるのか？」

などとニヤニヤしながら聞いてくるのです。

「そんなプライベートなこと答えられるわけないだろ」

と、反抗していました。

そういったとき、「口答えするな」と力で押さえつけようとする上官もいますが、
私の担当だった上官は、対話を通じて懐柔するタイプでした。

これらの謎のしきたりと、訓練・座学の日々は非常に厳しいものでした。

いずれはここから解放されて、病院勤務になるということだけを夢見て、早く終わ

らないかなという気持ちだけで乗り切っていたのです。

教訓

止まない雨はなく、辛い日々はいつか終わる

緊急入院

自衛隊の訓練が、あまりに厳しかったので、私は入隊後すぐ、急性腎不全を発症してしまいました。

緊急入院となり、面会謝絶。

生きるか死ぬかの瀬戸際という、もう少しのところで死んでしまうような状態になってしまったのです。


前述の通り、理不尽すぎる自衛隊の体質にストレスを感じていたことも、身体への負担の原因だったと思います。

さらに、入隊前まで国家試験の勉強をしていて、無理をしていたというのも大きかったでしょう。

体力が落ちているのに飲み歩いたり、飲酒しつつ風邪薬を服用したりと、さまざまなことが重なり、腎臓に負担がかかっていたのだと思います。

ある程度体調が回復したとき、上官が様子を見に来ました。

そのとき私は、

「うちの両親に連絡していただけましたか」

と聞くと、

「伝えた方がよかったか？」

と言うのです。

普通に考えれば、入院した時点で親に連絡を入れるべきだと思います。

生死をさまよっていたのであれば、伝えて当たり前です。

私が死んでしまったらどうするつもりだったのでしょう。

そもそも、駐屯地の中で健康状態を良く保とうというのは難しいのかもしれません。

駐屯地、学校の食事は基本的においしいのですが、早く食事を済ませなくてはならないのです。

有事に悠長にご飯など食べていられないというのは分かります。

しかし、普段から周りが早く食べ終わるので、どうしても早食いになってしまうのです。


私など、全部食べきれたことはありません。

まだ途中なのに全員が席を立ってしまうので、残さざるを得ないのです。

早くご飯を食べ終わり、素早く次の行動に移ることも求められています。


5分前集合は当たり前の話です。

自衛隊では、時間の呼び方に特徴があります。

例えば、10時集合だとしたら、一〇〇〇（ヒトマルマルマル）に集合といった感じで、言います。

このように言うのはなぜかといいますと、時刻を正確に伝えるためです。

例えば、民間企業の場合は「2時に集合」と言われて、夜中の2時に集合する人はいないと思います。

しかし自衛隊では2時に集合となる可能性は捨てきれませんので、「昼」か「夜」かすぐにわかるように、時刻を4桁にして伝えているのです。

教訓

体力が落ちているときに飲み歩いてはいけない

デートを邪魔する上司

防衛大を卒業していても、何％かが自衛隊を辞めてしまうものです。しかし、辞めて民間企業などに再就職しても、出世する方は多いように思います。学力的に見ても、防衛大は私立の大学と比べて遜色ないですし、規律のある生活を4年間、過ごしてきているので、企業としては使いやすいのです。

防衛大卒業者に限らず、自衛隊出身者は、精神力や筋力は一般の方と比べて強い方だと思います。

訓練が終わった後にまた部活がありますので、そこでさらに体を動かす機会があります。

また、自衛隊内で、柔道・剣道の大会もありますし、体育学校もあります。

その体育学校は、オリンピック選手の養成機関のようなものですので、鍛え方が半端ないのです。

仮に、自衛隊に残って出世したとしても、所詮は自衛官です。閉鎖された組織の中で威張っているだけになってしまうので、正直言ってバカバカしい限りです。

訓練学校を卒業すると、幹部自衛官になることができ、そこではじめて歯科医師として働くことができるようになります。

ペーペーでも部屋が与えられることになり、お世話係がつくのです。

医科の場合は、民間でも保険適用の中心に行っています。

しかし、歯科の場合はより良い治療を選択すると、自由診療をすることになるのが一般的です。

しかし、自衛隊の中で治療する場合は、保険適用の治療しか行うことができません。

どうしても保険適用外の治療を受けたいという人は、外のクリニックで受診していただく必要があります。

自衛官でしたら、自衛隊の病院で治療をする限り費用は掛かりません。

そのため、民間の病院で働いている医師のように、病院の経営や売上のことについて特別気にする必要はないはずです。

それにも関わらず、私の上司はなぜか病院内で売上を競い始めました。

病院内ですので、他の科との競争となるのですが、四六時中「内科に負けた」などと言っているのです。

そのため、歯を抜くために無理矢理患者さんを入院させるなど、姑息な手を使って売り上げを作っていました。

私たちは売上など気にしていないのですが、部長連中は、それぞれライバル心があるようです。

自衛隊の医科・歯科で出世しようと思ったら、売上が大事になるわけでもありません。

売上といっても税金であり、売上が傾くと経費が削られます。

自衛隊で出世する場合、出世するごとに幹部学校に行く必要があり、そこでの成績ですべて決まってしまいます。

そのため、医師・歯科医師といえども、治療技術より、銃を撃つ技術の方を重視され、学科試験で好成績を取ることを求められるのです。

前述の通り、病院勤務はとにかく暇を持て余していることが多いので、ひたすら新入りをいじる上官が多かったものです。

既出の通り、英文を翻訳させられたりするなど、とにかく理不尽な仕事を押し付けられることが多くありましたし、暇なくせに、なぜか残業させられることも多くありました。

しかも、デートがある日に限って、「島田、これやっといて」と上司が言ってくるのですおそらく、誰かが上司に「島田は今日デートです」などとチクるのだと思います。同期の中には、上司に取り入ろうとする奴もいますので、楽しいことがある日は絶対に隠しておかなくてはなりません。

バレたら最後で、絶対に行かせてもらえないからです。

教訓 **他人の邪魔をすることに力を使う人はヒマ人**

酒飲みの女院長に騙された！

「まずはとにかく次の職場を見つけないと、自衛隊を辞められないな……」

と、適当に面接を受けたのが埼玉県熊谷市の歯科医院でした。

面接は新宿の駅構内のコーヒースタンドで行われ、

「ぜひ働いてほしいので、一度見学にいらっしゃってください。実際にうちの医院を見て、最終的に判断しましょう」

といわれました。

舞い上がった私は強気になり、熊谷駅までは新幹線、さらに駅から医院までタクシーに乗り、

「タクシーで来ました。待たせているので、料金お願いします！」

と料金も払ってもらったのです。

そうして、いざその歯科医院に足を踏み入れてみると……。

待合室は患者さんであふれ、大勢の女性スタッフが忙しそうにテキパキと動き回っています。

自衛隊とは真逆の光景に、私は感激しました。

「すげぇ！」

この一言しか出てきませんでした。

繁盛しているし、スタッフさんも可愛い。

「入ったらこの子と付き合おう」と決め、この歯科医院で働くことを決意しました。

しかし、初日に出勤してみると、女性スタッフは1人しかおらず、患者さんもいない。

「今日はたまたま閑散日なのかな」、

なんて思いきや、次の日も、その次の日も状況は変わらない。

そんな日々が続き、慣れてきた頃に女性スタッフに聞いてみたら、

「あの日は先生が見学に来るから、患者さんと辞めたスタッフたちに電話をして来てもらって、賑わっているクリニックを演出したんですよ」

とのこと。

それだけ私に入ってほしかった、と言えば前向きですが、院長は自分がラクしたいというのと、若い男の先生で客寄せしたいという気持ちがあったようです。


その歯科医院は、院長が女性でした。

ものすごい酒飲みで、お中元やお歳暮でお酒をいただいたら、昼休みには家に帰り、飲んでしまって午後は出勤してこないことも。

予約制ではなかったので、患者さんが来るときは一気に10人ぐらい来てしまうこともあります。

普段は放っておくのですが、そんな場合は仕方がないので、院長の家に、

「患者さんが多いので、すぐ来てください」

と電話をします。

とはいえ、ほとんどのときは「私はいけない」の一点張り。

そんな感じのメチャクチャな歯科医院でした。

しかも、その歯科医院はビルの2階にあり、1階がスナックという立地。

診療が終わってからスナックの閉店時間まで、毎晩毎晩酒の付き合いをさせられました。

その結果、私も毎日寝坊して遅刻するような日々。

今ではあり得ませんが、その当時はコンプライアンスも何もなかったので、アルコールに対してもそんなにうるさくない時代でした。

院長は、子供が40度の熱を出していても飲みに行くような方でした。

なので、そんな時は院長の旦那さんがスナックに怒鳴り込んできて、院長をぶん殴って連れて帰るなんてこともありました。

私は、心の中で「やっちゃえ」なんて思いながら一応止めに入ります。

形式的に、

「すいません、私が無理に誘っちゃって」

と謝ると、旦那さんからは、

「先生は悪くないです。悪いのは全部コイツなんですよ」

といわれ、旦那さんは院長への攻撃の手を止めない――。


そんなことのあった翌日、院長はサングラスをかけて出勤してきて、その姿のまま治療に当たります。

理由はおわかりのとおり、旦那さんに殴られてできた顔のあざを隠すためにサングラスをかけているのです。

サングラスをかけて治療している歯科医師をどう思いますか？

私なら絶対に嫌です。

旦那さんが奥さんを殴ること自体、絶対に良くありませんが、近所の人はみんな、旦那さんに同情していました。

現代の世の中で同じことが起これば大事件になりかねません。

ですが、昔は酒を飲んで喧嘩する人はたくさんいました。

患者さんでも、酔っ払って転んで前歯がなくなってしまった人などがたくさんいました。

コンプライアンスがなかったと言えばそれまでなのですが、お酒に対しても人の振る舞いに対しても寛大な世の中だったのかもしれません。

それが良い、悪いというのではなく、時代というものは移り変わっているのだということをしみじみと感じてしまいます。

教訓

時代とともに価値観は移り変わる

第4章

開院当初もやっぱり波乱万丈

今も活き続けている院長の教え

結局、自衛隊を辞めて勤めた歯科医院は、1年もたたずに辞めてしまいました。

その後、就職先を探そうにも、いくつも面接で落とされてしまいます。

当時はまだ若く、かなり尖っていました。

自衛隊の時から本当に生意気でしたし、若いまま成長しておらず、世間を知らなすぎたのです。

そんな人間を採用してくれる医院は、なかなかありませんでした。

ようやく採用してもらえた次のクリニックも同じ熊谷市。

とはいえ、1ヶ月ほどでクビになってしまいました。

何かをやらかして辞めさせられたのではありません。

何もやらなすぎてクビになったのです。


そのクリニックはとても繁盛していました。

院長からは面接時に、

「もう1件クリニックを出すから、ここはお前任せるよ」

と言われていました。

院長は、1時間に10人ぐらいの患者さんを診ているようなすごい先生。

朝は1番早く出勤してきて掃除をし、誰よりも遅く帰るというような方でした。

あまりにも忙しすぎて、診療所の近くの旅館に泊まっていたほどです。

技術もさることながら、ご自分に厳しくもあったその先生は、私にも同じクオリティを求めてきました。

しかし、私は前職のクセが抜けず、1番遅くに出勤してきて、診察時間もグダグダしている。

院長と合わないことは、誰が見ても明らかでした。

最初は歯科医師として忙しくしていたものの、だんだんと患者さんを取り上げられてしまいました。

そんな医者に患者さんを任せられませんよね。

そうして、しまいには社内失業状態になってしまった私は、転職を余儀なくされます。


ただ、そこには1ヶ月しかいなかったとはいえ、とてもすごい院長でしたので、技術や経営的な部分において、学ぶところがたくさんありました。

たとえば、院長は日ごろ、「歯医者は手が命」と言っていて、書くのに力のいらない万年筆を使用していました。

なぜなら、1時間に10人もの患者さんを診察する必要があり、ボールペンを使ってカルテを書くと、それに手の力を使ってしまい、いざ歯の施術などをする際に支障をきたす可能性があるからです。

さらに院長はスタッフに対する思いやりもあり、しっかりとしたリーダーシップを発揮していました。

社員旅行やレクリエーション活動も積極的に行い、全体の働き手としてのバランスを大切にしていました。

1ヶ月という短い期間であったものの非常に多くのことを教えてくれ、その影響は今も私の中で生き続けています。

院長の多面的なスキルと人間性には本当に感銘を受けました。

現在、私が持っている仕事に対する基盤や姿勢に大きな影響を与えています。

その医院での経験は、今でもとてもありがたく思っています。

教訓　何もやらかさなくても、クビになることがある

面接で意気投合！

私には、かつて東京の銀座近辺にある高級感あふれる大きい医療法人での働く経験があります。

ただの医療施設とは一線を画す、保険診療ではなく、完全に自費治療に特化している施設で、その内装はまるでアートの画廊のようなきらびやかなものでした。

そんな場所での働き始めは、かなり印象深いものでした。

面接の日。

そんな大切な日に遅刻してしまうというミスを犯してしまったのです。

「……すみません……」

と、顔を赤らめながら診療所の扉を開けると、幸いにも理事長先生はまだ患者さんの治療中で、私の遅刻に気づいていなかったようでした。

歯科衛生士さんが微笑みながら、「こちらでお待ちください」と革の柔らかいソファーを指差し、そこに座るように案内してくれました。


診療室の扉が薄く開いている中から、怒鳴り声が聞こえてきました。

「お前はなんでいつも遅刻するんだ！　いったい何の仕事をしてるんだよ！」

と、声の主は患者さんを怒りつつ質問していました。

この声の主は、やはり理事長先生でしょうか。

遅刻の常習犯と見える患者さんが、「芸能関係です」と答えても、理事長先生の怒りは収まる様子はありません。

「お前、芸能関係だと遅刻していいのか」

「いや、ダメです」

「なら、なんでうちは遅刻すんだ。お前、歯医者舐めてんのか」

と説教が始まりました。

その後、診療室の扉が開くと、明らかに理事長先生の言葉でビクビクしている患者さんが退出して行きました。

その直後、理事長先生が私の方を向き、私の顔を見るなり、

「いや、遅くなっちゃってすいませんでしたー！」

と、怒っていた先程の様子とは打って変わって明るく笑顔で接してくれました。


面接が始まると、理事長先生は70歳ぐらいの方で、話しているうちに九州出身であることが共通点として明らかになりました。


また、私が以前のクリニックを喧嘩をして辞めた理由も、彼の興味をそそるもので、これが彼にとっての魅力的なポイントになったようでした。

「喧嘩をして辞めたんです」

と素直に話したら、

「おお！　面白いね、君は」

というように余計に気に入られてしまったのです。

実は、面接の際、分院の院長候補を探していて、既に選ばれた女性の先生がいたそうです。

けれど、私との面接を経て、理事長先生は、

「女性の先生に決まっていたけど、君にするよ」

と即決。

しかし、その分院長のポジションが空くまでには3か月の時間が必要で、その期間、私は新橋のクリニックで学びながら経験を積むこととなりました。

教訓

ムチャクチャな人間でも、面白がって採用してくれる医院はある

借金まみれの院長との決別

3ヶ月後、無事に分院長となりました。

歯科医師としてまだ2年目であるにもかかわらず手にした分院長の座は、なかなか一筋縄ではいきません。

大変な生活が待っていました。


分院は当時の花園町と呼ばれるところにありました。

今でいう、埼玉県深谷市です。

そのような立地でしたので、近くに大学病院や大きい病院などはなく、難しい症例や自分で手に負えないような症例を、大きな病院に回すことができません。

そのため、なんでもかんでも自分で治療しなくてはなりませんでした。

また田舎の診療所でしたので、急患や新患が一気に来てしまうと、1時間に10人ほど診なくてはならないときもありました。

そうなると1人ではとても診きれません。

ところが、給料は歩合給。

患者さんをたくさん診ることで給料が増える形式だったのです。

試行錯誤しながらなんとか診療を続けていきました。

実は、そのクリニックで働き始めたころから、

「ここで5年間働いたら、辞めて開業しよう」

と決めていました。

しかし、物件探しなどでモタモタしているうちに6年が経過。

「もう6年もたったけど、どうしようかな」

なんて思っていた頃、ちょうど辞めざるを得ないタイミングがやって来たのです。

実は理事長先生は女狂いが激しく、連れて歩く愛人がコロコロ変わっていました。私が辞める直前は、部下の若い歯科衛生士にハマっていて、毎日のように銀座のショップに連れて行かれては、ブランド物を買わされていました。そのようなことばかり繰り返していると、どうなるかというと……。医院のお金がどんどんなくなっていくんです。


気づけば備品や院内の設備も交換できないぐらいの貧窮に。

「どこから拾ってきたんだ？」

というようなソファーしか残っていないような状態でした。

にもかかわらず、

「キャンプ場を経営したいから、保証人になってくれ」

と、わざわざ花園町の医院までやって来て、私に頼むのです。

もちろん断ったのですが、その日から私に対する態度は一変。

「給料を下げるぞ」

とまで言い出しました。

もちろん、それは経営が厳しくなってきたというのもあります。

実際、スタッフ全員の給料が下がっており、各方面の支払いもだいぶ遅れていたようです。

そんなことから、クリニック自体がどんどん縮小していくのを感じ、今が辞め時だと考えました。

私は33歳になっていました。

教訓

金の切れ目は縁の切れ目

誘惑の多い西川口で開業したのだから……

開業するにあたっては、特にコンサルタントなどの専門家に依頼をすることもしませんでした。

当時は、コンサルタントというものがいること自体知らなかったですし、知っていたとしても依頼しなかったでしょう。

歯科医院には黙っていても患者さんがたくさん来た時代でしたので、集客について特に何も心配していなかったという背景もあったかもしれません。

今思い返せば、開業当初はハプニングの連続でした。

開業したころに住んでいた家は西川口には遠すぎたため、しばらくは家に帰らず、医院に寝泊まりしていました。

開院したのは1月の寒い時期でしたので、初日に羽毛布団を買いに行き、医院の目の前の銭湯に行ったところ、なんと翌日発熱。

しかも、ただの風邪かと思いきやインフルエンザでした。

従業員にも大家さんにもインフルエンザをうつしてしまったため、私が回復して出勤したころには、今度は従業員が休み。

開業2週間ぐらいは、まったくの機能不全状態だったのです。

そうしてようやくインフルエンザ騒動が収まったと思ったら、今度は食中毒騒ぎが起きます。

居酒屋で食べた生牡蠣にあたり、さらに39度の熱も。

一緒に飲み食いした全員が入院したくらいのひどさでした。

このように、開業していきなり数々のトラブルに見舞われたものの、以前の歯科医院から途切れずに引き継いだので、ほとんどの患者さん達は、そのままうちにも来てくださいました。

そのおかげで、売り上げの心配はまったくありませんでした。

当時は、年間３０００万円台後半ぐらいは売上があったと記憶しています。

開業してしばらくは年間の売上が３０００万円、４０００万円と右肩上がりに推移し、来年は５０００万円を目指そうという目標を立てた時期がありました。

しかし一転して、徐々に売上が下がり出し、目標の５０００万円どころか、４０００万円、３０００万円、最悪の時には２０００万円台にまで下がってしまったことがあります。

私自身の額面所得もかなり少なくなり、年金も免除されるレベルにまで達してしまいました。

減価償却分があるため、帳簿で見るほどお金がないわけではありません。

そのため、生活はできるのですが、歯科医師とは思えないような収入になってしまいました。

そうなってしまった原因として考えられるのは、私があまり経営に真剣に向き合ってなかったことが挙げられます。

西川口は基本的に夜の街ですので、朝までずっと飲み屋さんが空いています。居酒屋もキャバクラもたくさんあり、私のいきつけの店もいくつかありました。要するに、誘惑が多いのです。

ちなみに、キャバクラの存在を知ったのもこの頃です。

その頃の私は、飲みに行くと平日なのにビール10杯くらいは平気で飲み、休前日は20杯ぐらい飲んでいました。

飲み終えて家路につくのが早くて午前2時、平均で4時。休前日は朝の7時まで飲んでいました。

今考えると、とんでもない生活を送っていたのです。

そんな日々を送っていましたので、朝起きられず寝坊するのは日常茶飯事。

幸い歯科医院の近くに住んでいたので、スタッフにたたき起こされて診療に当たっていました。

さぞかし酒臭く、患者さんにも迷惑をかけたことでしょう。

個人的には楽しかったですが、体力的にはかなりきつかったため、私の生活スタイルに合わせ、当初9時スタートだった診療開始時間を9時半に変え、30分遅らせました。

そんなことをしなくてはならないぐらい公私混同していたのは、歯科医師としてあるまじき行動をとっていたのです。

今振り返ってみると低迷の原因というのは、もちろん私が飲み歩いていて、経営者としての意識が低かったというのもあります。

教訓

毎晩飲み歩くような歯科医師の元に、患者はやってこない

アルバイトにお金を盗まれた！

今思えば、私が医院の経営にしっかり向き合っていなかったから起きてしまったと思えるトラブルもあります。

アルバイトにお金を盗まれたのです。

当時、2名のアルバイトを雇っていました。

まだ売上が少なかったので、私の考えとしては、社員を雇うよりもパートやアルバイトでスタッフを埋めた方が費用は掛からないと思い、非正規社員ばかりを集めていました。

アルバイトのスタッフはフリーターで、歯科助手として雇っていました。

朝から晩まで働くフリーター歯科助手が2人いた状態です。

採用の時点ではわからなかったのですが、2人ともなかなかの曲者でした。

1人は出勤時間をごまかしていました。

私が診療開始の5分〜10分前に来るのをいいことに、遅刻しているにもかかわらず、正規の時間に出勤したことにして、給料を満額受け取るということを繰り返していたのです。

そのことを知ったのは、彼女が働き始めて数年してからでした。

もう1人は嘘をつくし金も盗む。

しかも、アルコール中毒なのか、フラフラの状態で出勤してくる。

そしてリストカットしたのか、手首にはギザギザの跡があるような人物でした。

金を盗まれるのは決まって、私が昼休みに家に帰っている時でした。

鞄は医院に置いて行くので、その間に誰かが私の財布からお金を盗むのです。

私は売上金を全部財布に保管していたので、多いと10万〜20万円もの大金が財布に入っていることがありました。

手口として、財布にある金を全部盗むのではなく、20万円入っている時は5万円だけ盗み、10万円入っている時は3万円だけ盗むのです。

そして、2～3万円しか入っていないときは、千円札や5千円札だけを取っていく。

自分の財布に入っている額を認識せずにボーッとしていると、なかなか気がつかないような手口でした。

売上分を盗まれてしまうので、こちらも堪ったものではありません。

売上は日によって変動しますが、保険診療だと窓口負担金が1割の時代でしたので、1日の窓口での売上金が1万円～3万円ぐらいの日もありました。

それで5万円盗まれてしまったら、何日分かはタダ働きしたのも同然です。

このような出来事もまた、私が経営に対して意識が低かったからこそ起きてしまったことなのだということが、今なら理解できます。

教訓

経営にしっかり向き合わないと、ひどいアルバイトが来る

第5章

私の恋愛遍歴

死んでほしい女が2人いる

地球上に、死んで欲しい女が2人います。

1人が、以前うちに勤めていた女性ドクターです。

勤務態度も最悪で、まるでクリニックに遊びに来ているような感じで過ごしていました。

私と廊下ですれ違っても見えないのか、挨拶は絶対にしないどころか、私の肩にぶつかってくる。

そして、治療中に患者さんの目の前で鼻くそをほじる、ボリボリ頭をかくといったあるまじき態度。

勤務時間中に衛生士に自分の歯のホワイトニングをさせたりもしていました。

そしてもう1人が、元彼女です。

思い起こせば、私は性格に難があるような女とばかり付き合ってきました。

その元彼女は私が知る限り、世の中で一番性格が悪い女です。

出会いは乗馬クラブ。

私の大学の付属の専門学校に通っていた彼女は、坂戸に住んでいました。

私は坂戸でバイトしていたことがあり、土地勘があったため、勝手に運命的なものを感じてしまったのです。

私は当時、とても弱っちい人間でした。

そのため、努力といった、自分でどうにかできることよりも、運命とか運気、宿命といった神秘的なものを信じ、それらに流されていたのです。

運命と思い込み、元彼女と付き合うことになったのですが、その彼女がとにかく性格が悪い。

例えば、私が運転していると、交差点から他の車が出てきた際、先に行くよう譲りますよね。

しかし、私が他の車に道を譲ると、「なんで譲るんだ!?」とカンカンになって怒り出すのです。

他にも、「年寄りなんかいなくなればいい」とか、「年取った人間は何の役にも立たない」といったことを、常日頃から言っているのです。

付き合う前は、そんな言動はありませんでした。

とても大人しかったですし、私のことを「先生」と呼び、何を言っても「ハイ!」とニコニコ。

それなのに、付き合い始めた途端、私のことを「アンタ」と呼ぶようになり、ちょっと電話に出ないだけで「アンタ、なんで電話に出ないのよ」と豹変したのです。

結婚してから何十年も経って、「アンタ」と呼ばれるならわかります。

しかし、付き合った途端豹変されたら恐怖しかありません。

電話で話をしていても、電話の向こうで元彼女の犬がキャンキャン泣き叫んでいるのが聞こえます。

何をしているのか聞くと、犬を調教しているとかで、馬用のムチで犬をたたいているようなのです。

犬といっても大型犬ではなく、ミニチュアダックスフンドですので、かなり小さい犬です。

それを「こいつらは口で言っても聞かないから」などと言うのです。

動物を愛する身としては、そんな言動は許すことができません。

私は、元彼女と一緒にいることが不愉快で仕方がなく、一緒にいるときはいつも酔っ払うことで現実逃避していました。

早く別れればいいのですが、凶暴な性格ですので、別れるのも恐ろしく、とにかく一緒にいないことを心がけました。

電話には出ず、泥酔して自分を失わせる。

しかし、2、3日電話に出ないと私の診療所に来てしまうのです。

歯科医院の受付の女性に、笑いながら「先生お客さん来てますよ」と言われてしまうと、出ないわけにはいきません。

「なんで来るんだよといったら」「アンタが電話出ないからよ」と言われてしまいます。

さらに、「アンタが電話に出ないから、イライラして車ぶつけたじゃない」と、とにかくああ言えばこう言う。

話をしていても口汚く、会話の半分は罵ってくるので、苦痛で仕方がなく、結局、半年ほど付き合ったぐらいで私から別れを切り出しました。

別れを切り出した時は、今までの総集編かというぐらい、私への不満・悪口のオンパレード。
普段から罵っていたくせに、まだあるのかというぐらいいろいろと言われました。
最後ですので、今まで辛抱していた分、私ももう我慢しません。
これまで思ってきたことをすべて言い返して、泣かしてやりました。

教訓

運命の出会いなんて気のせい

まるでタイマーをかけたような別れ

過去に付き合っていたモデルも相当性格が悪い女でした。モデルとはいえ、もう売れなくなってしまったモデルで、結婚でもしたかったのでしょう。

その女は人前に出ると、なぜか私のことを奴隷のように扱うのです。一緒に買い物に行っても一人でどこかに行き、欲しい商品だけ取って、「はいこれ買って」と私に押し付けてきます。

中身は化粧品など、女性が使うものばかりですので、私が買うには少し恥ずかしいものばかりです。

レジに行くのが本当に嫌で、

「テメーふざけんな」
「いいじゃん買ってよ」
の押し問答を繰り返していました。

また、あるとき一緒に車に乗っていると、前にいた車が急にバックしてきて、私の車に当たってしまったことがありました。

当然事故処理をしなくてはなりませんので、警察を呼ばないとダメだと言ったところ、「警察沙汰？　それなら私帰るね」と、電車で帰ってしまったのです。

なかなか出会わないような底意地の悪い女だと思いませんか。

そんな感じで、30代に入ってからはロクな女性と付き合ってきませんでした。

一番長く続いた女性で1年です。

9月1日に出会って、次の年の8月31日に別れるという、まるでタイマーをかけたような別れもありました。

よく考えてみると、その1年間付き合った子が一番私にあっており、良かったのだと思います。

その子は性格も穏やかでしたし、私とも息が合っていて、一緒に暮らしていてとても楽しかったことを覚えています。


出会いは、1ヶ月でクビになった歯科医院の私の歓迎会でもあり彼女の送別会でした。

すげえかわいい子がいるなと思いましたが、彼女は今日で辞めてしまう。

そこで私はすっとぼけて、「帰り道がわからないので教えてもらえますか」と言い、そこで1、2時間立ち話をし、約束をこぎつけたのです。

お互い車でしたが、ちょうど帰る方向が一緒でしたので、ラッキーでした。

当時は私も20代でしたので、転職をするときはいつも出会いのことばかり考えていました。

面接に行って、職場の何を見ているかというと、仕事のしやすさや上司の技術などを見ずに、スタッフを見て、かわいい子がいないかということばかり気にしていたのです。

そのとき私は26歳、その子は19歳でした。

まもなく一緒に住むようになったことが、向こうの親にバレ、激怒されました。

考えてみればまだその子は19歳。

結婚の約束をしているわけではないですし、親御さんにまともに挨拶をしたわけでもありません。

親御さんからすれば心配するに決まっています。

いわゆるそこの一家は宗教一家でした。

宗教にどっぷりはまっている家で、「きちんとお勤めしないと駄目じゃないか」というようなことで怒りを買っていたという側面もあるようです。

朝起たときにお経を読み、クリスマスも祝ったことがないような家だと聞いていま す。

別れたきっかけは、いろいろですが一つは、私が競馬ゲームにはまりすぎて、全然コミュニケーションを取らなくなったことが原因の一つと言えます。

「もう寝ようよ」と言われても「うるせえ、先に寝ろ」といって自分はゲーム三昧。日曜日などは一緒に出かけていましたが、初めのころの関係性とは明らかに変わってきてしまったのです。

そんなとき、私は飯島愛のＡＶを購入します。

既に飯島愛が芸能界入りしていた頃でしたが、ＡＶ時代の映像は貴重でしたので、つい買ってしまいました。

しかも、その子とのデート中に買いました。

あまりにも一緒に居過ぎて、無神経になってしまっていたのだと思います。

私としては、「お前も一緒に見ればいいじゃないか」ぐらいに思っていたのです。

その直後、その子がものすごく怒って不機嫌になってしまい、口もきいてくれなくなってしまいました。

向こうが口をきかないので、私も話しません。

家の中でもお互い避けないので、肩がぶつかり合っても無言のまま。

そんな状態が数日続き、ある時仕事から帰ってくると、置き手紙が置いてありました。

そこには、「反省文を書け」というような内容が書かれていたのです。

教訓　男のノリを女は理解できない

バッティング

その子の主張はこうでした。

「あなたのやってることは一種の浮気みたいなもの。私と一緒に住んでいるのに、こういうものを見る必要はないでしょう」

これを読んで、「何だとコノヤロウ」という気持ちになり、反省の色はまったくありません。

その頃の私はかなり上り調子でした。給料がどんどん上がっていたので、新車をバーンと買い、「次はお前にも車買ってやるよ」と言っていたぐらいです。かなり調子に乗っていたと思います。

結局、反省文など書かず、放置していたらその子は翌々日ぐらいに戻ってきました。

自分で書いた置手紙はビリビリに破かれており、どのように運んだのか、家からタンスが消えているのです。

いざいなくなってしまうと、さすがに寂しいものでした。

これが私の最長の恋愛の終焉です。

1年も一緒に暮らしていた女がいなくなったのですから、寂しくなるに決まっています。

向こうも同じ気持ちだったのか、少し時間がたったころ、「どうしてる？」と電話かけてきてきました。

私は、「お前がいないとさみしいから戻って来いよ」と言い、次の日曜日に家にいるから来いよと言って電話を終えました。

ところが、そんな肝心な時に別の女がうちに来てしまいます。

そう、私は寂し過ぎて既に新しい女を作ってしまっていたのです。

運の悪いことに、その新しい女が来ている時に、昔の女が来てしまいました。

いわゆるバッティングです。


まだ、携帯をメインに使っている時代ではなかったので、「今から行くね」的な気軽なメッセージのやり取りはしない時代です。

しかし「今から行く」という電話が来なくても、家に来てしまったら、新しい女の車が私の家の駐車場に停まっているため、すぐにバレるのは目に見えています。

しかも、女同士は元々同じ職場の知っている同士。

おそらく、お互いどんな車に乗っているか知っているはずですので、家の外に来た時点で「なんであの女が来てるの？」とバレバレです。

ある意味、修羅場といえば修羅場ですが、私としては「しょうがねえな」と思うしかありませんでした。

発言とシチュエーションだけ考えると、とてもモテているように見えるかもしれません。

しかし、よく考えるとすべて近場で済ませようとしているのが浅はかですし、モテているというより、積極的だったという言い方が正しいと思います。

だいぶ昔の話ですので、すっかり忘れてしまっていましたが、執筆するにあたり、いろいろと思い出してきました。

今思えば、ひどいことをしていたな、と思います。


なぜか私は、1年も一緒に暮らしていた女に「金を貸してくれ」ということができず、昔の女から金を借りていました。

当時私は失業状態。一緒に暮らしている子は他の医院で働いていましたので、私は完全なるヒモ状態でした。

そのため、金の話がしづらかったのかもしれません。

今振り返れば、若いころはかなり女性に助けてもらいました。テレビなどで、芸人が売れなかった時代、女に食わせてもらっていたといった話を聞くことがあります。

そんなときは、「こいつクズだな」と思っていました。

しかし、よく考えると私の20代のころの暮らしも似たようなものだということに気がつきました。

人間というのは、自分の事は棚に上げる生き物であるようです。

教訓 **食えないとき、寂しいとき、女に頼ってもいい**

第6章

趣味に明け暮れる日々

ヒモになってまでも飼ったペットたち

勤務医だった頃、動物に凝っていました。

いろいろな動物を飼うことにはまってしまい、ワシントン条約には引っかからない程度のニホンザルやカンガルーを飼っていたのです。

ニホンザルは動物園から譲ってもらったのですが、頭が良く、人間臭くて、人間の赤ちゃんみたいな感じでとても可愛らしかったです。

ある日は家から逃げ出してしまい、警察も来て大変になったことも。

一方、カンガルーは野生味が強く、懐かないので正直言ってあまり可愛くなかった。凶暴な面もあるけれど、とても臆病なので飼いにくく、個人的にはペットにすることはお勧めしません。

また、飼い主とは少し違いますが、馬主にもなりました。
馬に関しては、共同馬主、個人としての馬主、一口出資など、一通り経験していま
す。
競馬にハマったのは、学生の頃、本当にお金がなく、ギャンブルでお金を増やして
やろうと目論んでいたことがきっかけです。
当時は競馬にハマり過ぎて、かなりの金額を費やしていました。
今でも、東京競馬場の10番柱は私が建てたのではないかと思っています。
地方競馬の場合は年収５００万円程度、中央競馬の場合１９００万円程度で馬主に
なることができます。
とはいえ賞金はとても安く、しかも当時は強い馬になかなかあたりませんでしたの
で、出資した分を取り戻すことはできなかったと思います。

今でも出資はしていますが、先日ようやく重賞を勝ち、1着の賞金4000万円の40分の1である100万円を獲得することができました。

今度はG1に出るので、そこで勝てば1億円。

かなり夢がある話ではあります。

ただし、自分のお金で買うならまだしも、若い経営者がやるようなものではないということだけは、一応お伝えさせていただきます。

先ほど、私は幼稚園から私立に行っていたので、公務員になって国からお金をもらう立場になろうとした旨をお話しさせていただきました。

その考えと一緒で、馬券でさんざん損をしたから、今度は馬主になって取り返してやろうという考えで行っています。

馬主になること自体はギャンブルではないので、もう馬券は滅多に買いません。

他のギャンブルもせず、宝くじも買っていません。

そんな具合に、勤務医時代はまったく頓着せずにお金を好きなだけ使ってしまっていました。

ですが、私も今は経営者。

経営者と雇われの身では立場が違います。

仕事でも私生活でも、自由奔放にやっていた頃とは雲泥の差。

開業してからというもの、生活習慣もお金の使い方もガラリと変わった……はずです。

教訓

経営者になったら好き勝手にはやれない

錦鯉は世界経済の縮図

私が動物好きであることは既にお話したとおりですが、あるとき錦鯉の美しさにハマってしまい、ついつい、その世界に手を出し始めてしまいました。

実は私が子供の頃、家に魚がいなかった時期はないぐらい、魚は常に身近にいる生き物でした。

錦鯉も親が飼育しており、家のベランダには最大で10匹の錦鯉がいました。

しかし、野良猫に全部食われてしまい、飼育を止めてしまったようです。

大人になってからも熱帯魚を飼っていたのですが、友達が金魚にハマり出したことをきっかけに、私も金魚を飼い始めました。

しかし、金魚を見ていると、「錦鯉の方が、迫力があって美しい」という考えが浮かんできたのです。

金魚とは大きさが違うのはもちろんですが、魚体の作り込みが違います。

金魚というのは、ある程度偶然性的なところがありますが、錦鯉はきちんと考えて作られています。

何十万個という卵が産まれますが、その中で生き残れるのが１００程度という世界です。

金魚と錦鯉では、値段もだいぶ違います。

金魚は、高級なものでも数十万円ですが、錦鯉は私が始めたころ、日本チャンピオンクラスのもので、１０００万円ぐらいでした。

今では、３億円と言われています。

錦鯉市場は、経済的に勢いがある国が強くなるもので、日本の存在感はだいぶ薄れてきてしまいました。

私が始めた20年ぐらい前は、イギリスやアメリカ、タイをはじめとした東南アジアが台頭していました。

要は、経済力のある富豪が多い国が強いのです。


今はひたすらチャイナマネーに押され、たとえ日本の大会だとしても、日本人は優勝できないような状況になっています。

世界中のお金持ちが錦鯉に夢中になる理由は、美術品を集めるような感覚と似ていると思います。

また、良い錦鯉を育てたという名誉のために行っているのです。


錦鯉には独特の世界観があります。

錦鯉以外の一般的なコンテストやコンクールでは、優勝すると賞金や賞品がもらえることがあります。

しかし、錦鯉の場合、コンテストで優勝しても、もらえるのはトロフィー1本だけ。しかも、優勝した人は逆に寄付をしなくてはならないのです。

また、優勝したら必ず祝勝会を開かなくてはならず、その費用も優勝者持ち。本当にただの名誉のためにやっているのです。

私はチャンピオンになったことはないのですが、部門の中で優勝したことはあります。

錦鯉は、ボクシングのように階級があり、大きさで争う部門が分かれています。その部門で優勝すると、さらにどの階級の錦鯉が一番かを競うのです。

その場合、やはり大きい錦鯉の方が断然有利です。

絵画と同じで、小さいキャンバスに描くよりも、大きい方がいろいろな表現ができます。

それがよくわかっているので、小さい錦鯉しか育てることができなかった私は、毎度頭を抱えています。

普段は私が所有している錦鯉は、業者さんに預けています。日頃から、ずっと自分の鯉を眺めていたいのはやまやまなのですが、素人が飼っても状態を悪くしてしまうだけですので、プロにお任せしているのです。

そのため、豪邸や池にいる錦鯉はそこまで状態が良く保たれているわけではないということは、案外知られていない事実かもしれません。

錦鯉の世界はかなり独特で、高額な錦鯉を預けるときでさえも契約書などはありません。

ほぼ口約束で、お金を払ったら、ラミネート加工したような証書と引き換えに錦鯉を預けます。

預けた以上、死んでしまっても責めることはできません。

また、池に放流することもありますので、鳥に食べられたり、自然死してしまう場合もあります。

さすがに何千万円クラスの錦鯉は特別な配慮があるのだと思いますが、何があっても文句が言えない世界なのです。

競馬と違い、錦鯉が賞金を稼ぐこともない。

高額にも関わらず、急にどこかにいなくなってしまうかもしれない。

こんな趣味は他にないと思っています。


人生、努力をしたとしてもそれが思ったような結果が出るかはわかりません。

また、よかれと思ってしたことが、あだになることも多々あります。

努力や行動が無駄になるかもしれない。そんな錦鯉と人生を重ね合わせ、私はいつか会えるであろう究極の錦鯉に思いをはせるのです。

教訓

何が起ころうが、
自分が決めたことに関して全責任を自分で負う

金魚部門の日本一

錦鯉で頂点に立つような日本人は、だいたいどこかの首長さんや、お偉いさん、有名人などです。

錦鯉業界と言うのは、世間的に見てそこまで盛んな業界ではありません。優勝したからといって騒がれるわけでもありませんし、有名になれるわけでもありません。

そして、先ほどもお話しした通り、世界中からお金持ちが参入し、お金があるほど有利であるといっても過言ではない世界です。

そんな中で、一介の歯科医師である私がどんなに愛情をもって錦鯉を育てても、経済面や環境で太刀打ちできないケースがあるのはある意味仕方がないと思っています。

実は、10年以上前の話になりますが、私は、日本観賞魚フェアというコンテストの金魚部門で、日本一になったことがあります。

年に1度のイベントですので、そこで日本一になるということは、真剣に金魚を飼っている人間にとって、目指すべきところであります。

私にとっても、歴史に名前が残ったということになり、大きなトロフィーに自分の名前が書かれたリボンが下げられたことをとても誇りに思っています。

実は、優勝した金魚を育てるのにはかなりの手間と暇、お金をかけました。

錦鯉を育てる過程で培った技術を用いて金魚を育てましたので、その道のプロにかなりアドバイスをもらいましたし、餌も最高級のものを惜しみなく与えました。

もし、ご興味がありでしたら、YouTube でもその金魚をご覧いただくことができます。

「第28回日本観賞魚フェア」と私の名前「島田直樹」と検索していただくと出てくるはずです。

余談ですが、私が優勝したときはアントニオ猪木の物まね芸人・アントキの猪木が来ていました。

彼が私のトロフィーを持って「ダア！」などとやっていたのを見て、「俺のトロフィーなんだけどなぁ」と感じたことを覚えています。

金魚の場合、錦鯉よりも市場はマイナーです。

そして、錦鯉ほどお金持ちが参入してきません。

どちらかというと、錦鯉には手を出せないけれど、金魚なら飼えるといったような方が多く参加しています。

錦鯉の世界では歯が立たない私の実力も、戦う市場を「金魚」という少しマイナーな場所にチェンジすることで、優勝することができました。

大きな市場で戦い、勝つことは、人間にとってとても大いなるチャレンジです。

しかし、人間にはそれぞれが持つ器があります。

どう考えても歯が立たない相手がいる場合、その人に勝てない、勝てないといって嘆いていても仕方がありません。

自分は、何が何でもその市場で勝ちたいのか、それともどの分野でもいいから、何かしらのチャンピオンになりたいのか、自分が得たいゴールを知る必要があります。


私は錦鯉も好きでしたが、金魚にも大いなる愛情がありました。

そうであれば、少々マイナーな市場でも金魚に全力を尽くし、その市場で勝つことも大変名誉であると考えたのです。

あなたが本当に欲しい結果はどこにありますか？

その結果を得ることができるブルーオーシャンがこの世のどこかに必ず存在します。

教訓

ブルーオーシャンを狙うことでトップに立つことができる

大馬主から学んだお金の使い方

実家の近くが東京競馬場だったこともあり、私は幼いころから競馬を身近に感じていました。

ハイセイコーブームだった時、日本ダービーでハイセイコーが負けてしまったのを覚えています。

負けた悔しさで、大人たちは馬券を投げ捨て、近所にはハズレ馬券が散乱していました。

私はその頃、小学校3年生ぐらいだったと思います。

家の近所に散らばる馬券を拾って集めていました。

それが私の競馬との出会いです。

おじさんばかりだった競馬場も、オグリキャップが出てきたあたりから、女性ファンが増え始め、とてもきれいになりました。

先日も、函館競馬場に行ってきたのですが、本当にゴミ一つ落ちておらず、競馬も変わったのだなとしみじみ感じます。

ちなみに私は学生時代、大馬主のところでアルバイトをしていました。

「さくらグループ」という、スーパーやパチンコ屋を経営している企業で、サクラユタカオーや、サクラバクシンオーなど、「サクラ」とつく馬は、その企業がオーナーでした。

その企業の会長は、府中市のドンのような方でしたので、自分の馬が「勝つか、負けるか」という情報を持っているのです。

大きなレースがあるたびに、「今度の天皇賞は絶対に俺の馬が勝つ」と言い張り、実際に勝ったときには、スーパーは全品半額セール。

パチンコ屋は1000発無料。

そして、全社員に1万円ずつ配る。

そんな大盤振る舞いをするので、競馬の賞金を1億円もらったとしても全部吹っ飛んでしまうのです。


会長が絶対に勝つと豪語しているので、スーパーの従業員も、パチンコ屋の従業員も「準備万端。レースが終わった途端にセールが始まります。


そのレースには、ミホシンザンという皐月賞にも菊花賞にも勝っている強い馬がおり、実際に人気もありました。

しかし、そのミホシンザンはその年、調子が悪かった。

一方、我がサクラユタカオーは絶好調であるという噂を聞きつけました。

会長も勝つ気満々でしたので、私もその鉄板情報を元に、ちゃっかり競馬場に馬券を買いに行きました。

それが初めて馬券を買ったきっかけです。

サクラユタカオーは、ゴリゴリの1番人気ではなく、2番～3番人気ぐらいでした。それにも関わらず圧勝。おかげで私も圧勝することができました。

会長は、もう亡くなっているのですが、おそらく在日朝鮮人の方だったのだと思います。

お父さんと一緒に日本に渡ってきて、戦後のどさくさ闇市で、府中にマーケットを開いて、のし上がったような、商魂ある方でした。

身長がものすごく高く、貫禄がある方で、生前私のアルバイト先に来たときなどは、全員直立不動。

「頑張っていますね。よろしくお願いしますよ」といった感じでやさしく言われながら、緊張していたのを覚えています。

私としては、1万円くれるし、馬券は当てさせてくれるし、「とてもいい人だな」

と思っていました。

それが私の競馬に対する原体験です。

「競馬ってこんなに儲かるんだ」という経験から、病みつきになってしまったのです。

そして、勝つことができたら周りにどんどん還元する。

そのことで、私も会長に好印象を抱きました。

お客様には「安売り」と言う形で還元することで商売が回っていき、好循環が生まれていくのです。

教訓

おいしい話には飛びつけ。
そして、おいしい思いをしたら還元すること。

お金がないからギャンブルをやる⁉

会長に出会っていなかったら、競馬とは縁がなかったかもしれないというのは少々大げさだったかもしれません。

私の競馬へのハマり具合を見れば、いずれ何らかのきっかけで競馬を始めていたということがおわかりいただけるでしょう。

お察しの通り、私は鉄板であった初勝利から競馬にのめり込み始めました。

実は、のめり込み過ぎて借金をするぐらいハマってしまいました。

まだ学生でお金がありませんでしたので、丸井のクレジットカードでキャッシングをして現金を入手していたのです。

今でも学生のクレジットカード事情はそこまで変わらないと思います。

普通のクレジットカードでしたら、学生の身分では絶対に持たせてもらうことはできません。

しかし、丸井はもともと金融業に力を入れている会社ですので、たとえ学生でもクレジットカードを持たせてくれます。


買い物をするときに、3000円分割引になるといったキャンペーンに乗せられて、何の気なしに作ってしまったのです。

そこで、キャッシングと言うものに出会い、すっかり味をしめてしまいました。

馬券を買いたいときや、買い物したいときは丸井でキャッシングする。

さらに、利用可能額をみると、あと1万円下ろせることが判明し、また1万円下ろす――。という連鎖。


預金ではないのですから、下ろすという表現はおかしいです。

しかし、それぐらい感覚がマヒしてしまっていたのです。

今になって冷静に考えれば、金利もべらぼうに高く、キャッシングで29%、ショッピングの分割払いでも14%ぐらいは取られていたのではないでしょうか。

当時と今の金利情勢は大きく違いますが、今の低金利から考えるととんでもない暴利だったと思います。

本当にお金がない時に使うのであれば便利でいいのですが、安易に利用するのはお勧めできません。


思えば、サラ金はもっとひどく、金利31%ならまだマシで、48、49%なんていうこともザラでした。

まさに闇金です。

このように、キャッシングで現金を手に入れた私は、こまめに競馬場に足を運んでは馬券を買っていました。

昔は今のように、インターネット投票はありません。

一部の信用ある富裕層は電話投票で馬券を買うことができましたが、学生の私は、競馬場や場外馬券売り場で馬券を買うしかなかったのです。

そのため、馬券を買いに行くときは必死。

寝坊してしまった日には、「がんばれば7レース買える！」と走って買いに行く。

慌てて買いにいったくせに、見事にハズし、結局無駄足になることも多々ありました。


まだ学生でしたので、稼ぐことができる金額はせいぜい10万円ぐらいでしたし、夏休みでもせいぜい20万円が精いっぱいです。

そのほぼすべてを馬券に費やしていました。

さらに丸井でキャッシングもしていましたし、ピンチになると友達からお金を借りていました。

馬券は１００円単位で買うことができるので、最終レースまで残っている１００円を全部つぎ込みます。

結局ハズれてお金はすっからかん。電車賃もないので、家まで歩いて帰るという日々が続きました。

今の時代でしたら、36レース買えますので、もっと大変なことになっていたかもしれません。


今では馬券はほぼ買いません。

買うとしても、1回当たりの金額は当時よりもだいぶ大きくなりました。

しかし、私は気づいてしまったのです。

競馬で稼ぐよりも、真面目に働いた方がお金になるということを。

それはとても良い教訓になったと思います。

そう気づくことができると、バカバカしく感じてそこまで競馬にのめり込み込まなくなるものです。

これまでは、お小遣い稼ぎというか、お金がないからギャンブルに頼ってしまっていたということに気がつきました。

そんなに馬が好きならば、今度は馬を走らせる側に回ったらどうかという考えも出てきました。

そして見事、馬主デビューを果たすことになるのです。

教訓 ギャンブルは余裕資金で楽しもう

競馬に依存し始める

借金を重ねながらも、馬券を買い続けていた頃、とうとう立川の場外馬券場でバイトすることになりました。

競馬が好きすぎて、この仕事に携わりたいと思い、馬券売り場で働くことを選んだのです。

馬券売り場の仕事は、ギャラがいいという点も選んだ理由の一つではありますが、何より競馬を身近なところに置きたいという気持ちが勝っていました。

ただ法律上、競馬に関わる者は馬券を買ってはいけないという決まりがあります。

何とかして馬券を買いたい私は、商店街の靴屋のおじさんにお金を渡して、馬券を買ってもらっていました。

毎週馬券を買う、というよりも、自信があるレースのみ買うというスタンスでした。

しかし、最終的には自信のあるなしに関わらずとにかく買いたい気持ちが勝ってしまい、ほぼ毎週買っていたように思います。

競馬なんていうものは、結局損するようにできています。

そもそも、競馬の馬券にはテラ銭が抜かれています。

テラ銭とは、ＪＲＡが収益として抜く手数料のようなものです。

その手数料が25％ですので、1万円の馬券を買った時点でもう2500円の損が確定するということです。

馬券で損することというのは、ただギャンブルに負けるということだけではありません。

ハマり過ぎてしまうと、今度は予想屋にお金をつぎ込んでしまうことになるのです。

あまりにも馬券が当たらないと、今度こそは当てようと、予想を買うようになります。

競馬場にいくと「予想屋」と呼ばれる人たちが立っていて、1レース100円や200円といった、比較的良心的な値段で予想を聞くことができました。

しかし、次第にそれでは物足りなくなり、スポーツ新聞に載っていた「万馬券的中!」「回収率○%」といった、言ってしまえば怪しい情報にお金を出し始めるのです。

はじめは安いところから手を出します。

1ヶ月2万円ぐらいの料金設定で、1ヶ月に8日間分の予想が手に入る計算です。

しかし、それを見て馬券を買っても全く当たらない。

それならば、もっとお金を出せば、もっと良質な情報が得られるのではないかと考えはじめます。

そこで今度は1ヶ月10万円もするところから、予想を取るようになりました。

10万円もするような情報とは、どんな情報だったのかというと、いわゆる「買い目」です。

中山6レース、3－2、3－4、2－5、これを「何対何の比率で買え」といったような情報を、電話で聞くのです。

しかし、それにはカラクリがあります。

いろいろな人に、違う買い目情報を流すのです。

そうすると、誰かしら当たることになり、翌週の新聞には「○○大的中！」といった感じで掲載されるというわけです。

クレームを言うと、○○さんにはA予想、島田さんにはB予想をお渡ししてるんで…などと言われる始末。

言い方は悪いですが、ギャンブル依存のバカ相手ですから、ちょろいものだったのだと思います。

しかし、またまたさっぱり当たらないので、今度は1ヶ月100万円の予想屋と契約しようとしてしまっていたのです。

さすがに100万円のところとは契約しませんでしたが、マインド上は、契約する寸前まで来ていました。

そのとき私はまだ10代、20代でかなりのアホでしたので、何が何だかわからず、冷静な判断などできていなかったのだと思います。

承諾営業のテクニックにまんまとハマっていました。

通常であれば、私は競馬場の中にいるときだけ熱くなる人間です。

しかし、その時は競馬に対して24時間365日熱くなってしまっていたのです。

まさに、ギャンブル依存症と言っても過言ではありませんでした。

土日のレースが待ちきれず、金曜、土曜の競馬新聞の発売を待ちわびていました。

仕方がないので、火曜、水曜に発売する、競馬雑誌を買って読んで気持ちを落ち着かせる始末。

正月は競馬がありませんが、私はもうギャンブルがしたくてしたくて仕方がありません。

そこで、1月1日、2日は友達と競輪に行き気持ちを落ち着かせていたのです。

ただ、競輪の知識は全くありません。

単にギャンブルに対する狂気で賭けたいだけですので、お金をドブに捨てているだけ。

とはいえ、平日は勉強とバイトをしっかりとこなしていましたので、日常生活はきちんと送ることができていました。

その一方で、金土日は狂ったようにギャンブルに没頭する。

そんな生活を送っていました。

私は当時かなり競馬に依存していましたので、決して健全な気持ちではありませんでした。まさに狂気です。

ギャンブルというものには、不思議な魅力があり、かなりの中毒性があります。

しかし、これを情熱だとはき違えてはいけません。

情熱をもって取り組む物事は、もっと人生を有意義に向かわせてくれるものだと思うのです。

教訓 **情熱と狂気をはき違えるな**

虫ケラを見るような目

私の競馬に対する狂気は、なかなか収まりません。

前述のように、競馬新聞の発売さえ待つことができなかった私は、新聞社にまで押し掛けていました。

私が通っていた大学のすぐ目の前は「勝馬」という競馬新聞を作っている新聞社でした。

とにかく早くその新聞が読みたかった私は、その新聞社に直接行き、「新聞を売ってくれ」と直訴します。

しかし、「直販はできないので駅のキオスクで買ってくれ」と言われてしまいました。

それでも納得できない私は、「だったら早く駅まで持っていってください」と謎に逆ギレ。新聞社の方をかなり困らせていたと思います。

当時競馬新聞を作る新聞社は13社ほどありました。

それだけ数がありましたので、売れるためにはいわゆる「早刷り」が有効です。

世の中にはギャンブル中毒がごまんといます。

そのため、発売日当日、一番先に駅に並んだ新聞が一番売れるというのがお決まりなのです。

どちらかというと私も、本当に読みたい新聞を買うというよりも、なんでもいいからいち早く競馬新聞を読みたいといった気持ちでした。

大学の昼休みの間に、走って競馬新聞を駅まで買いに行き、昼飯を食いながら、血眼になって読み漁ります。

午後の授業中もずっと競馬新聞を読んでいました。

通学電車の中でも競馬新聞を読むことを止められません。

その当時、まだ競馬は世間から人間のクズがやるギャンブルだと思われていました。

私が電車の中で足を全開に広げて競馬新聞を読んでいると、向かい側に座っているおばあちゃんが、私のことを虫ケラでも見るような目で見てくるのです。

かわいそうな人間だと思っていたのでしょう。

確かに、20歳そこそこの若者が、赤ペンを持ち、狂気じみた目で競馬新聞にグリグリグリグリ書き込みしている姿は、健全とはいえません。

おばあちゃんからすれば異様な光景で、決して近寄ってはいけない人種に見えたのでしょう。

私自身、虫ケラのように思われても仕方がないような行動を取っていたという自覚はあります。

金曜の夜と土曜の夜は徹夜。

布団に入りながら、すべてのレースの予想をしているといつの間にか朝になっていました。

しかし、それだけ研究していても簡単には勝てません。

馬という、動物が走るものですし、なかなか予想通りにはいかず、当てるのは難しいのです。

おそらく、素人も玄人も大体の回収率は同じぐらいだと思います。

知識があればあるほど固い予想になってしまいますし、倍率と言うものが存在しますので、人気がある馬で勝っても大して回収できないのです。

徹夜で予想しても当たらない。

しかし、私には日常の生活もあります。朝になったらバイトに行かなくてはなりません。

場外馬券場と競馬場のバイトでしたので、正直突っ立っているだけです。寝ていても誰にもバレないですし、何かを言われるわけでもありません。何か聞かれたら答える、その他は寝ていればいいのです。

余談ですが、立川の場外馬券場でバイトしていたとき、立ちながら寝ていたら、偶然私の母がそこを通りかかったことがあります。寝ている私を見て「寝ているくせに金もらえるんかい」ととがめられました。

その後、時代は移り変わり、競馬もだいぶ市民権を得てきました。「ギャンブル狂いの男だけがやるもの」というイメージは変わり、「馬主になれるようなお金持ちが嗜む紳士のスポーツ」といったイメージや、「美しい馬が見たい」という女性からも人気が出てきました。

今私が電車の中で競馬新聞を読んでいても、昔のように虫ケラのような目で見られることはないでしょう。

私が年齢を重ねたこともありますが、競馬に対するイメージがだいぶ変わったからです。

このように、時代が変わればものの見方が変わります。

今、堂々と好きなことを好きだと言うことができなくても、いつか変わる時がくるものなのです。

教訓

いつか潮流は変わる

夢だった馬主に

憧れであった馬主（現在は出資会員、一口馬主）になることができたのは、社会人になって割とすぐのことでした。

ダイナースカードの機関誌に、「馬主になりませんか」という内容の記事が載っていたのを偶然見かけたのです。

当時、ダイナースは非常に敷居が高いカードで、20代で持つことはかなりのステータスでした。

一般で入るためには、33歳以上などの年齢制限があったため、インビテーションをもらい、入ることができたのです。

わたしがまだ自衛隊で働いていた時期でした。

当時、ダイナースはちょっと不便で、キャッシングをする場合は、その都度伝票を起こさなくてはなりませんでした。

その伝票を銀行に持っていき、窓口でお金を受け取らなくてはならなかったため、面倒くさすぎて、さすがの私もお金を借りていません。

そんな私は、その機関誌に載っていた馬主の話に飛びつきました。

そのときは、共同馬主の募集でした。


しかし、共同馬主とはいえ損をするのは相変わらずです。

逆にもっとギャンブル性を帯びているといっても過言ではありません。

ただ、馬券を買うのとは違って、出資ですので気持ちがだいぶ違います。

勝てば儲かりますが、勝てなければ馬の餌代をただ払い続けるだけ。

中央競馬の場合は１ヶ月60~70万円かかり、これを20分の１など、共同馬主の中で等分します。

共同ではなく、単独の馬主になると、餌代はもちろん、爪を削っただの、病気になっただの、獣医大なども自分ですべて払わなくてはなりませんので、その都度お金が出ていきます。

共同馬主の場合は、60～70万円かかるところを20人で割りますので、1ヶ月3万円ぐらいとなり、年間36万円ほどの出資です。

走れば出走手当や賞金をもらうことができますので、やはりただ馬券を買っていた頃とは、何もかも大違いであると言えます。

余談ですが、うちの親は極度のギャンブル嫌いでした。

そのため、私が共同馬主をやっていることは秘密にしていました。

しかし、当時の婚約者に告げ口され、母親にバレてしまいました。

その婚約者は、うちの親になんとか取り入ろうとして、接近を試みていたのです。

私のことについて、いろいろと親に告げ口をしていたので、私は実家と仲が悪くなっていた時期もありました。

結局、その婚約者とは結婚しませんでした。

形式上、その婚約者の実家にあいさつにまで行ったのですが、最終的に「こいつとは暮らせないな」と思ったのです。


正直、実家への挨拶もしぶしぶ行きました。

待ち合わせ当日、嫌々行っているものですから、待ち合わせの時間にも30分遅刻したことで泣かれました。

「大事な日なのにどうして遅刻するの」というのが涙の理由だったようです。


どうして、「こいつとは暮らせない」と思ったかといいますと、彼女があまりにも豹変するからです。

デートのときは、ニコニコしているのに、私が車で家まで送り、家に着くと、長文のＦＡＸが彼女から送られてきていることが多々ありました。

そのＦＡＸには、「あなたの今日のあの態度は何ですか」といったことを、経緯からひたすら書かれているのです。

私が彼女を送って家に着くまで1時間ほどかかっていたのですが、その間にＦＡＸを書き、コンビニに行ってそこから送っていたのでしょう。


先ほどまでニコニコしながら、デートをしていたというのに一体何があったのか、毎回こんなことがあるもので苦痛になってしまいました。

当時は、まだあまり携帯電話が普及しておらず、持っている人と持っていない人がまちまちでした。

そのため、ＦＡＸという手段をとったのでしょう。

デートの最中、そこまで失礼な態度をとっていたのかどうか、よくわかりません。

ただ、調子に乗ってペラペラと自分ばかり話していたと思います。

すると、急に彼女が笑わなくなるので、「どうしたの」と聞くと、「私お人形さんじゃないんだけど」と謎のことを言いはじめ、豹変するのです。

私も悪い部分はあったのかもしれませんが、それならば「自分ばかり話すな」と一言言ってくれればいい話です。

いきなり機嫌が悪くなられても、こちらは知りません。

みなさんも豹変する女には気を付けてください。

教訓 **欲しい物にはすぐ飛びつけ、いらないものはすぐに捨てろ**

お金に関しては中庸

私がギャンブルで一番大番勝ちしたのはやはり競馬です。倍率でいうと1000～2000倍ぐらいのレースを当てたことがあります。100円賭けたら10～20万円になるイメージです。

そういうとすごいと思われるかもしれませんが、しかし、どちらかというと、大勝ちしたことよりも、とても大損した回数が多い印象です。

大好きな競馬ですが、大歓喜したことはさほどありません。

前述の競馬を始めたきっかけとなった、ドンからの情報で「競馬に絶対はあるんだ」と思わされてから、たいした勝ちはないように思います。

日本ダービーに出走したディープインパクトも「絶対」というレベルで来ると思っていました。

しかし、あまりにも鉄板過ぎて倍率が1・5倍程度。

10万円買って15万円戻ってくるというレベルです。

1000倍、2000倍なんていう倍率の馬券が当たったとしても、意外と冷静です。

歓喜するわけでもなく、「これで明日の引き落としにちょうど充当できるな」と思うぐらいです。

例えば、1万円買っていれば、1000倍で1000万円、2000倍で2000万円です。

それだけ儲かれば、さすがに狂喜乱舞の大歓喜です。

しかし、100円だけ買っても、10万円、20万円にしかなりませんので、生活費の足しになる程度で、そこまで大喜びすることはありません。

大損した時も、1日で10万円程度だったと思います。

性格的にそこまで大きく賭けることができないので、1レースでも最大10万円ぐらいしか賭けることはありません。


その保守的な感覚は、親父の血を引いているのかもしれません。

さらに社会人になってからは考えがガラリと変わってしまいましたので、私にいわゆる典型的なギャンブラーのような要素は意外と無いのです。

社会人なってからは、宝くじも買わないですし、株などもそこまでたくさん買いません。

どうしても「もったいない」と思ってしまうのです。

学生の時は、競馬にハマり過ぎて、財布の中に残り50円とか、最後の100円まで賭けてしまうなんて言うことがありました。

しかし、意外にも、破産寸前までいくような負け方はしていません。

とはいえ、借金は常にありました。

社会人になって、際限なくお金を借りられるようになってからは、サラ金みたいなところからお金を借りていたこともあります。

金利と言う概念に疎かったので、特に気にせず借りてしまっていたのです。

そういったところは、すぐにお金を貸してくれるものです。

審査に何日もかかるのかと思いきや、身分証明書を持っていけば、次に出てきたときにはトレイの上にも50万円乗って出てくるので、気軽に借りてしまっていたのです。

私個人の借金よりも、事業用の借金の方がやはりインパクトがあります。

歯科医院を開業したときは、2500万円借り入れをしました。

個人でお金が足りないといっても、せいぜい月に3万円とか5万円程度ですが、事業を起こしてしまうと、足りない資金は、月に100万円単位に跳ね上がります。

そのため、私個人の借金の額というのは、意外にも大したことがないのです。
損をしても、落ち込み過ぎず、得をしても、歓喜しすぎない。
借金をしても、重荷に感じない。稼いでも当たり前だと思わない。
お金に関して、中庸で入れることは私の強みなのかもしれません。

教訓

お金は大切だが、減った増えたで一喜一憂しない。

女よりも猫を愛する

結局私は結婚せず、現在は6匹の猫と暮らしています。

サイベリアン、ラガマフィン、メインクーン、ノルウェイジャン、ミヌエット、ラグドール。すべて長毛種ですが、違う種類の猫を飼っています。

それぞれ紹介させてください。


サイベリアンのルドルフはオス、2歳です。

この子は小さいときから飼っています。

小さい頃はとてもやんちゃで、爪の力だけで3階まで上っていくような野生ぶり。

我が家の小鳥たちを何匹か食い殺したような子です。

今は、かなりのデブになってしまい、ジャンプさえもできません。かなり大人しくなってしまい、私がテレビを見ていると、「撫でろ」と言わんばかりに、スリスリしてきます。

ちなみに、なぜか「ルドルフさん」とさん付けで呼んでいます。


ラガマフィンのヴィスタはメス、推定3歳です。

なぜ推定なのかと言いますと、この子は売れ残りだったというか、買ったとき既に1歳半ぐらいになっていたからです。

近所のショッピングセンターの中のペットショップで買いました。

ヴィスタとはフランス語で景色と言う意味。ビタちゃんとかビタビタと呼んでいます。


メインクーンはカール、推定2歳のオスです。

ルドルフと同じ日に買ってきました。

とはいえ、ルドルフとは違いかなりストイックで、私が家に帰ってきて抱きしめてチューしないとご飯さえ食べません。

ケンカが強く、誰からもパンチをもらう機会がないため、ヒゲがものすごく長いのが特徴です。

その強さは誰が見ても明らかで、相手の攻撃をかわし、ボディにパンチをくらわすような子です。

ルドルフと同じホームセンターのペットショップで買いました。

私は「キャールくん」と呼んでいます。


ノルウェイジャンはバーリン、オス、推定3歳です。

北海道のペットショップで売れ残っていた子です。

私が北海道の北見から連れてきました。

バーリンは、「絶対に買って帰るぞ！」と心に決めるぐらい運命的なものを感じた猫です。

しかし、お店の人からは、バーリンの購入を何度か断られてしまいました。

理由は、北海道から埼玉が遠すぎるということ、さらに、私は既に何匹も猫を飼っていたので、「多すぎる」ということです。

そこのペットショップは、ワクチンを打たないという方針でペットを管理販売しています。

免疫がないのに、多頭買いの家に連れていってしまったら、病気に感染してしまうかもしれないと言われました。

さらに、本当かウソか、向こうも私をあきらめさせようと「他の飼い主さんで決まりそうなんですよ」と言ってくるのです。

そのように断られても、私は何が何でも欲しい。昨日はそんなこと言っていなかったのに、なぜ今日になって急に飼い主候補が現れるのか。

お金さえ払ってしまえば、もう私のもの。

渋るペットショップを何とか説得し、なんとかバーリンを私のものにすることができました。

バーリンを埼玉まで運ぶときは、車の中にケージを入れ、トイレをつけて餌と水を入れ、陸路で苫小牧まで行き、そこからはフェリーに乗せて連れて帰ってきました。

輸送している間、バーリンは相当警戒していたのでしょう。

3日間飲まず食わずで、直立不動。

かなりのストレスだったのではないかと思います。

連れて帰ってきてからも、しばらくは当然私に懐きませんでした。

ただ、他の猫たちと接触させるわけにもいきませんので、私の寝室に置いていたところ、そのうちようやくベタベタするようになってくれました。

他の子がまだ子猫の時、既に大きくなっていましたので、我が家の長男であると言えます。

ミヌエットはファルコ、オス、1歳半です。

まだ若く、身体が小さいので、他の猫からいじめられています。

ペットショップからこの子を迎えに行ったとき、私はファルコを箱に入れて店長と話をしていました。

ふと見ると、似たような猫が歩いているので、箱を見ると、なんとファルコが箱を破壊して脱走していたのです。本来はヤンチャな子なのでしょう。


ラグドールはボヌール、オス、1歳半歳です。

2022年に北海道から空輸されてきました。

バーリンの件がありましたので、もう陸路で私が連れてくるのが正直辛く、飛行機に乗せてもらえるようお願いし、私は羽田空港に迎えに行きました。

教訓 猫にもそれぞれ個性がある

猫6匹との暮らし

犬でも猫でも、一般的なイメージとして、子犬、子猫のうちから飼っている方が懐くんじゃないかという先入観があると思います。

私は比較的、大きく育った猫を飼っていますが、その理由の一つとして、「丈夫である」ということが挙げられます。

また、子猫のときと、成猫になった時では、ルックスがガラリと変わってしまいます。

子猫の時の方がかわいいと思う方は多いかもしれませんが、私はむしろ大きくなって骨格がしっかりし、立体感が出てきて、顔立ちがはっきりしてきたころがかわいいと思うのです。

そのため、むしろ売れ残って大きくなった猫ちゃんの方を飼っています。

長毛種を6匹も買っている人間は珍しいかもしれません。

6匹との暮らしは、とても楽しい反面、かわいそうだと思うこともあります。と言いますのも、6匹のうち、4匹は1軍、残りの2匹が2軍というような力関係ができており、その序列の下の子たちはよくいじめられてしまうからです。

本当は、もう1匹増やそうかと思ったのですが、かわいそうかなと思い、あきらめることにしました。

猫にとって本当に大切なのは、愛情なのだと思わされたこともあります。

先日、社員旅行で2泊3日で北海道に行ったとき、猫が少しおかしくなってしまったのです。

いつも一緒に寝ているヴィスタは、普段は私が寝ていると大人しく横で寝ているのに、旅行から帰ってきた晩から、夜泣きがひどくなってしまいました。

電気を消すと、ニャーニャーと、止まらなくなってしまうのです。

今までは1泊で家を空けることは度々あったのですが、2泊も家を空けるのは初めてでした。

おそらく、不安すぎてちょっと病んでしまったのでしょう。

今でも少し泣きグセが残ってしまっています。


また、バーリンも同じくいつもと違う様子を見せています。

バーリンは普段全く声を出さないのですが、私が帰ってきてから翌日2日間ぐらいは遠吠えをするようになってしまったのです。

もしかしたら、私がいない間も同じようなことが起きていたのかもしれません。

バーリンは私が北海道が連れてきて、小さい頃は一緒に寝ていたので、私に依存している部分があったのでしょう。


これまでにも1週間家を空けたことがありました。

しかし、そのときはさすがに長すぎるので、ペットシッターさんに来てもらっていました。

ペットシッターさんは、1日に2回も来てくれるので、そのときは1週間私がいなくても大丈夫でした。

しかし、人間が誰もいない3日間を初めて過ごした猫たちは、不安になってしまったのでしょう。


今回はたったの2泊だからと、ペットシッターさんをお願いしませんでした。

餌とか水とかトイレは大丈夫だったのですが、猫たちの精神面を考えると、今後は誰かしら来ていただくようにお願いする方が要さそうです。

もしいざというとき、猫のためなら、わざとセコムを鳴らしてセコムの人に来てもらうと目論んでいます。

怒られそうですので絶対にやりませんが。


私は、今すごく幸せなのですが、この幸せは猫のおかげも大いにあります。

猫を飼うことは、たった1匹でも2匹でも幸せなことです。

それが私は6匹なのですから、猫ちゃん好きの方は私がどんなに幸せかご理解いただけるのではないでしょうか。

私の使命は、この子たちを幸せにして、何不自由なく一生を終わらせてあげることです。

教訓 **自分が幸せになることで、猫を幸せにすることができる**

猫の歯科ケア問題

ここでようやく歯科医師らしいことを書きたいと思います。

みなさんは猫の歯磨きはどうされていますか。

私は、何のケアもしたことがありません。

獣医さんに行くと、歯ブラシや歯磨き粉を売っていますが、実はこれらを一度も使ったことがないのです。


ではどうしているのかと言いますと、私はいわゆる「カリカリフード」とよばれるものを食べさせています。

一般的なややわらかいキャットフードは歯の隙間に残りやすいですが、歯石ケア用のキャットフードは硬めに作られており、大粒ですのでよく噛むように設計されています。

それを食べていれば、歯垢や歯石がたまりにくくなりますので、自然と歯のケアができているということです。


犬も猫も、食べるものによって口の中のコンディションは大きく変わります。

昔、私が犬を飼っていたとき、その犬を半年くらい、時々訓練所に預けていました。

しかし、帰ってくるといつもお腹を壊しているので、訓練所に何を食べさせているのか確認すると、インスタントラーメンの乾麺に、生肉をのせて食べさせているようなのです。


「どうしてそんなことをするんですか？」

と聞くと、

「炭水化物とタンパク質を与えている」

という回答が返ってきました。

犬の口の中を診てみると、送り出した時よりも明らかに歯石がついており、歯茎も腫れているし、いわゆる歯肉炎になってしまっている状態でした。

そこで、私がカリカリフードを食べさせると、きれいに歯石が取れていました。

その経験から、カリカリフードをあげていればそこまで汚れが残らないのではないかと思っています。


人間の歯と猫の歯は全く違うものです。

猫は臼歯、いわゆる人間でいう奥歯のような四角くて平べったい歯はなく、全ての歯が牙のように尖がっています。

そのため、猫の歯には人間の歯のような凹みがなく、汚れが付きにくい構造になっています。

虫歯の菌は酸性の環境下で、歯の凹みの中などに繁殖するため、弱酸性である人間の口では繁殖します。

そのため、人間は歯磨きをして口の中をきれいに保つ必要があるのです。

一方、猫の口の中はアルカリ性です。

そのため虫歯菌は猫の口の中では繁殖が厳しく、猫に虫歯はないと言われています。

しかし、口の中がアルカリ性だと歯垢が歯石になりやすい状態となります。そして、歯垢や歯石を放置すると、歯周病を引き起こしてしまうのです。

歯周病が原因で重い病気を引き起こすこともありますので、できるだけ食事には気を使ってあげてください。

猫の餌は結構ピンキリですので、健康状態を気遣えるものがいいと思います。

余談ですが、私はかなり猫に手などを噛ませていますが、普通に痛いですよね。

そこで、猫の歯が全て牙のようになっていることをご理解いただけると思います。

バーリンなどはとか私のこと食べようとします。

最初は、私の手をペロペロなめているのですが、なめているのかと思いきや、次第にグチャグチャと噛み始めるのです。
もしかしたら、なめることで私の肉を溶かし、食べようとしているのかもしれません。

どうやら、飼い主が孤独死すると、ペットに食べられてしまう事例も発生しているようです。
もちろん、食べる子と食べない子がいるようですが、私は猫にならば食べられてもいいと思うほど愛情を注いでいます。

教訓 人間も動物も歯のケアはしっかり行うこと

今は美術品収集家

歯科大に進学し、自衛隊に入隊した私ですが、本当は画家になりたいと思っていました。

しかし、画家になりたいという夢は、中学校2年生の時に敗れてしまいました。

なぜかというと、私は中学校の時の美術の先生ととても仲悪く、美術の授業に一切出なくなってしまったからです。

私が出席しないものだから、先生に走って追いかけられたこともあります。

当時中学生だったもので、「うるせえばばぁ」などと言いながら逃げ回っていました。

そんなわけで、ほぼ自分のせいではありますが、絵を描く環境に身を置くことができなくなってしまい、画家の夢は諦めざるを得ませんでした。

今は、形は違いますが絵画や美術品を常に見ていたい気持ちがあり、コツコツ買い集めては、家や診療所に飾っています。

また、機会があれば美術館にも足を運び、状況が許せば、ずっと同じ絵のところに足を止めて見入っています。

あまり同じ絵の前で止まっていると、「コイツまだ帰らないのか?」といった具合に警備の人が回りをうろうろし始めたり、案内係の方がしびれを切らして絵の説明をしに来てくれたりするぐらいです。

去年は勇気を出してウン百万円の絵画を買ってしまいました。

後藤純男さんという画家の作品で、もう、一生の宝物です。

その絵は、クリニックの院長室に飾って、毎日眺めています。

毎日見ていますが、毎日見ていると、また新たな発見があって、とても新鮮な気持ちで向き合うことができています。

良い画と出会うには、実際に作家さんに会ってみるのが一番です。会ってみると、「この作品は、こういう気持ちで描いた」といったような、いろいろなお話を聞くことができますし、実際に会ってその人となりを知ると、ますますファンになってしまいますので、可能であれば出向いてみることをお勧めします。

院長室には、もう1枚絵が飾ってあります。

丁子紅子さんという、どちらかといえば最近の作家さんのものです。

何人か好きな画家はいるのですが、丁子さんはそのうちの1人でした。

他にも、マリー・ローランサン、アンリ・マティス、藤田嗣治さん、藤城清治さん、松原亜美さん、村上裕二さんなどの画も、待合室に飾ってあります。

そんな高い芸術品をクリニックに飾って、盗まれたらどうするんだと周りからよく言われます。

一応、家財保険に入っているので、経済的には補填されるようになっています。

画だけではなく、壺や、日本刀、甲冑なども持っています。

壺に関しては、薩摩の15代沈壽官という、めったに作品を作らない先生の壺も技巧が素晴らしく、買ってしまいました。

こちらは、クリニックではなく自宅に飾っています。


しかし、自宅も完全に安全なわけではありません。

壺という割れ物ですから、猫にバーンとやられたら、一巻の終わりです。

そう思って、購入すると同時にアクリルケースを作り、そこに入れて飾っています。

こういった芸術品は、値上がりすることを目的に購入しているわけではなく、純粋にその作品が好きで、感動したため、購入しています。


先日、鴨居玲の作品で、素晴らしく超越していて、まるで生きているような感じがする作品がありました。

「欲しいな」と思って値段を聞くと、なんと2800万円。
心揺さぶられる作品は、やはり値段が張るのだと思い知らされました。

教訓

お金に価値を置くのではなく、心の震えに価値がある

終　章

歯科医として、経営者として

採用問題は避けることができない

経営していると避けることはできないのが採用です。

私は歯科医師2年目から分院長を務めていたので、採用する側での面接はかなりの数をこなしてきました。

優秀な人材を獲得するのはかなり難しいことですが、経験を重ねると座って話した瞬間に仕事ができる人、できない人をある程度見分けることができるようになります。

当院でも、前はよく採用で企業が実施しているSPIテストを取り入れていました。

そもそもこのテストで高得点を取るような人は歯科には来ません。

もしいたとしても、面接慣れしていて、確実に高得点を取ってくるので、比較しても優劣が分からないのです。

本当に何年かに一度の話ですが、話した瞬間に、「仕事ができる」と感じさせる人材に出会うことがあります。

この人はうちに限らず、どこを面接しても絶対落ちないなと思わせるオーラがあるのです。

通常ですと、面談を終えた後「後日面接結果のご連絡をいたします」などといって終わりますが、私がオーラを感じた人材は他の医院に取られる前に即決します。

オーラといってもわかりにくいと思いますので、「仕事できるオーラ」を持った人の特徴を挙げてみますと、

○受け答えがきちんとしている
○履歴書が整っている
○顔の均整がとれている

○歩き方がきちんとしている
○自立した考えを持っている

と、まとめることができますが、一番は「目の輝き」でしょう。

面接の際に、きちんとした受け答えができるのは当たり前ですが、意外とできない方もいらっしゃいます。


今まで、いろいろな方と面接しましたが、一番面白かったのは、面接に3、4時間要した人物でした。

私が1つ質問すると、かなり長く語るのでそれだけ時間がかかってしまったのです。

その時は木曜日でしたので医院が休みで、私も時間に余裕がある日でした。

気持ちよく語っているのを遮るのもどうかと思い、とりあえず本人の気が済むまで語らせてみました。

本人はやり切った感満載で、絶対に受かったという確信があったようですが、話している相手のことを何も考えず、自分だけ話すような人物は考えものです。

面接結果の返事の催促が来ましたが、受付のスタッフに断ってもらいました。

当院では、面接用の質問プリントを用意しており、意表を突いた質問をいくつか用意しています。

面接というのはある程度想定問答が用意されており、志望動機などは大抵みんなつまらないことしか言いません。

医学部や歯学部は入試の際に面接があるのですが、私の入試面接の時は、志望動機を聞かれ「はいはい」と言われてしまいました。

面接している側は、何百回と同じ質問をしており、答える側も「はいはい」と言われても仕方がないような、ステレオタイプの回答をしてしまっているものなのです。

当たり前のことかもしれませんが、「仕事できるオーラ」を持った人物の履歴書は、きちんとしています。

履歴書をきちんと書くことができない人は、想像よりも多くいるものです。

まず、写真を貼っておらず、別で持っていて「俺に貼れというのか」という状態で提出してくる者。慌てて写真を撮ったのか、頭が切れている者。

その他にも、職務経歴に社名や店名を書いていないとか、書き損じたのか、年月が逆になっていて、矢印で「逆です」と示していることもありました。

「仕事できるオーラ」を持った人物の履歴書は、まず字がきれいであることが特徴です。

文字そのものがきれいなパターンもありますが、丁寧に書かれているのが伝わってきます。

だいたい、履歴書の最後の方になると字が乱れてくるものですが、最後まできちんと丁寧に書かれているのです。

また、外見的な特徴として、顔の均整がとれているということも共通点です。

これは、美男美女であるということではなく、左右対称で、アンバランスさがないということです。

また、もう一つの外見的な特徴として歩き方がしっかりしているということが挙げられます。

よく、常にスリッパを履いて歩いているようなパタパタとした感じの歩き方をする人がいますよね。

私は若い頃、そのような歩き方をしていたのですが、学生の頃警備会社のバイトをしていた時、巡回中に先輩に歩き方を指摘されてしまいました。


どのような指摘だったのかと言いますと、私も当時パタパタと音を立てて歩いていたので、「そんな歩き方してるやつは貧乏人だ」と言うようなことでした。

そのあと他の人の歩き方を観察していると、思いのほか変な歩き方をしている人がたくさんいたので、気にするようになりました。

教訓

理屈ではないオーラに人は惹きつけられる

私の経営方針・治療方針

私がクリニックを経営するうえで大切にしていることは、「経営者がプレイヤー（スタッフ）を守り、プレイヤー（スタッフ）は患者さんを守る」ということです。私は、スタッフのことを考えて動き、スタッフが患者さんのために動けるよう、全力でサポートするイメージです。

患者さんに対しては、「痛くない・怖くない」ことを愚直に探求・実践していくことを治療方針として掲げています。

なぜかと言いますと、「自分の体を傷つけられてうれしい人はいない」ということに尽きます。

当たり前ですが、歯は削ったら戻らないので、削らないに越したことはありません。

歯を抜かれて嬉しい人もいないですし、誰でも痛い治療は避けたいものです。治療に対する不安が生じないよう、説明はしっかりさせていただきます。

当院の不安を軽減するための対策として代表的なのは、笑気麻酔を使った治療です。薬剤を卸す業者さんから言わせると、当院は埼玉県で2番目に笑気麻酔の納入量が多いということです。

笑気麻酔がネット検索でヒットし、遠方から当院にいらっしゃる患者さんも多くいらっしゃいます。

歯科恐怖症の患者さんは意外と多いものですが、笑気麻酔を使うとウトウトした感じになり、細かいこと気にしなくなります。

そのため、怖い気持ちが和らぎ、型取りの際の嘔吐反射も抑えることが可能です。

鎮静ですので、意識がなくなるわけではなく、受け答えなどもできます。

痛い、痛くないなどの意思の伝達も可能ですし、こちらが質問をしても答えていただくことができます。

ただ、健忘効果があり、その時のことを忘れてしまう作用があるので、細かい説明をしても、覚えていないこともあります。


気体ですので、薬剤と違って代謝するまで時間がかかりません。

吸入を止めて酸素に置き換えてあげればすぐに体内から出ていきますので、副作用は少ないと思います。

健忘効果のおかげで、治療中の辛かったことや痛かったことなどもあまり覚えておらず、歯科恐怖症の方でも「また次も治療を頑張ろう」という気になっていただけるようです。

当院では笑気麻酔を使わない日はなく、今ある機械2台では、回しきれない日もあります。

そろそろもう一台増やす必要があるかもしれません。

笑気麻酔は、古くから歯科で使われていたものです。

首から上の施術は恐怖心が伴う人が多いため、整形外科や、耳鼻科、眼科などからも需要が増え、一時期機械が手に入りにくい時もありました。

美容整形などの現場でも使われているようですので、どんどん需要が増えてきているのでしょう。


基本的に、私が常に考えていることは、患者さんのために、患者さんと一緒に治療のゴールを目指すということです。

そこで患者さんが「歯を抜かないでほしい」とおっしゃるならば、できるだけ抜かないで済む方法を模索していきます。

ただ、私はゴッドハンドではありませんので、他で「抜きましょう」と言われたような状態の歯を「俺なら完璧に治せる」というわけではありません。

極力抜かないで済む方法を模索しますが、絶対に抜かないとは言いません。

歯をどうしても残したいという方の中には、抜いたり、複雑な処置をするとお金かかるから嫌だと、建前の中に本音が隠れている場合もあります。
そこは私なりに追求させてもらい、経済面を気にしているのなら保険診療で済むようにし、本当に歯を残したいのであれば、多少時間がかかっても歯を残すことができるような治療を行います。

部分的に治療をしても、他の部分が悪ければバランスが崩れてしまいます。
当院は、ホームページにも書かせていただいている通り、「痛いところだけ直してください」とか、「外れたところだけつけ直してください」という患者さんには向かないかもしれません。

私は、今悪い所を治すだけではなく、全身健康になり、豊かな生活を送って欲しいと考えています。

そのため、患者さんが今不都合に感じている部分だけを診るのではなく、全体を診させていただいています。

できるだけ、長いお付き合いが出来る患者さんに来ていただきたいというのが私の考えです。

医療は結果が命です。

早く治療が終わる、安く済むというのは医療ではありません。

歯科においては「早い安いはまずい」なのです。

患者さんに寄り添うことができる部分は寄り添い、望む結果を出していくのが医師の仕事です。

そのため、患者さんのご希望と折り合いがつかない場合は「できません」と頭を下げることも厭わないのです。

教訓

患者さんのことを一番に考えた治療をするのが歯科医の役目

こだわりの器具・診療ユニット

私は、診療器具やユニットにかなりのこだわりを持っており、さまざまなものを取り入れています。

私が使っているドクターキムという治療用ルーペはかなり性能が良く、上下から照らすため影が出きにくい。

当院の医師は、普段の治療からより精密な治療をするために、常に身につけています。

通常の治療用ルーペはメガネに装着するタイプですので重たいですし、後ろはバンドで縛らなくてはなりません。

そのため、落ちてきたり、つけるのが面倒だったりしますが、当院で使用しているタイプのものは装着感もよく、とても軽いので重量感もありません。

頭にポンと乗っけるだけなので、とても使いやすいです

私は株式会社モリタの設備で開業したかったと書きましたが、当院では、モリタとドクタービーチが共同開発した、水平診療台を導入しています。

このユニットを使用している医院は、全国で200軒ぐらいしかないようです。

そのため、業者さんやドクター、歯科衛生士が当院に見学に来て、初めて見ましたと言われます。

確かに、200軒だと単純計算で各県に4軒ほどしかありませんので、なかなか行き当たらないのでしょう。

歯科医師のみなさんならご存じだと思いますが、ドクタービーチは世界で初めて高速切削器具を使った先生です。

私は長い間、その方のコンセプトが形になった診療台で開業したいというこだわり

がありました。

完全にフルフラットになる診療台は、常に患者さんの頭の位置が一定で、我々のポジションも一定になります。

そのため、麻酔も治療もしやすいのが大きな特徴です。

歯科治療は精密作業であるという考え方がありますので、医師や歯科衛生士の身体に負担がかからないような設計になっているのです。


通常のユニットですと、患者さんを覗き込む姿勢で治療する必要がありますので、かなり猫背になり、肩こりや腰痛が起きやすいという難点がありました。

そういえば少し前に、『風間公親　教場０』というドラマで主役の木村拓哉さんが、「被害者の特徴は右肩が少し下がっている。そんな職業病の仕事はなんだ?」と部下に言い、部下が「歯科医でしょうか」といったやりとりがありました。

通常のユニットを使用している歯科医はそのとおりで、肩が下がりがちです。

けれど、うちのような水平診療台は直立した形で患者さんを治療することができますので、安定した姿勢を長時間保つことができるのです。

もしも私が被害者だったら、バレずにすんだかもしれませんね。

また、患者さんの口元を照らすライトは、通常、ライトをオン・オフし、動かして合わせるようなものが多いですが、アームやボタンを触ること自体が不衛生ですので、このユニットにはボタンもアームもついていません。

かなり無駄が省かれていて、2つしかないライトは固定式になっており、それぞれ、上顎と下顎を常に照らしてくれています。


このユニットでは、うがい用のコップや口をゆすぐシステムも、衛生面で良くないとされているため存在しません。

代わりに、アシスタントが口の中を洗ってあげて、それでもすすぎ足りないようなら、別の洗面台で洗口してもらう方式になっています。

もちろん、器具にもこだわっています。

当院で使用しているミラーは通常のものと比べてかなり小さく、アシスタントの邪魔をしないことが特徴です。

ただでさえ狭い口内で、ミラーが大きいとそれだけで場所を取ってしまいますので、小さいことはかなりの利点です。

さらに、ミラー全体がつや消しになっており、反射を防いでいます。

他の医院から転職してきた歯科衛生士は、始めは当院のスタイルに慣れていないため、独自でつや消しではない大きいミラーを使っています。

久しぶりにそのミラーを使われると、反射しますし、口内は占領されるし、やりにくくて仕方がない気持ちになります。

こうした器具のことを一つ一つ説明し始めるとキリがありません。

実際に使ってみるととてもシステマティックに設計されていて、使い慣れてしまうともう他の器具に戻ることは不可能なぐらいです。

もしみなさんが当院に見学にいらっしゃる機会があれば、ぜひ当院の器具の良さについて語らせてください。

こうした器具やユニットの知識は、セミナーや勉強会に行って、評判がいいものを買うようにしています。

大規模なセミナーなどに行くとメーカーや販売店のブースが出展しており、会場に着いた途端、業者が待ち構えていて、「いかがですか」と道を塞いで売込みをかけてくるのがお決まりです。

こうした器具へのこだわりは、医師によりかなり温度差があるかもしれません。

私が知っている先生は、40代後半になり、老眼が入ってきて目が見えにくいはずなのですが、ルーペも使わないし、メガネもかけていませんでした。コンタクトはしていると話していましたが、ルーペもライトも使わないので、アシスタントに懐中電灯で照らさせて診療に当たっていました。

「見えないなら買えば？」とアドバイスしたら、ホームセンターでプラモデル用の拡大鏡を買ってきていました。

お金をかけたくないのでしょうが、私は器具へのこだわりは患者さんに対する愛情だと思っていますので、いい仕事をするために、器具やユニットにも最大限のこだわりを持ちたいのです。

教訓 仕事道具のこだわりは患者さんに対する愛情

人間ドックは悪いとこだらけ

先日、久しぶりに人間ドックを受けたところ、加齢性変性黄斑であると言われました。

加齢黄斑変性とは、加齢によって網膜の中心部である黄斑に障害が起きる眼疾患です。

ひどい場合には失明してしまうようなケースもみられ、ものが歪んで見えたり、中心が暗く見えるなどの症状が現れます。

担当医師から「右目が見えづらくないですか」と聞かれましたが、左目は正常に機能しているため、自覚症状はありませんでした。

このままではマズいからと、すぐに眼科に行くように言われました。

水晶体でしたら人工レンズがありますので手術をすればいい話です。

しかし、網膜なので治療法がなく、良くなることはありません。

これ以上進行しないようになんとか食い止めるしか方法はないようです。

また肝臓の数値が悪く、悪玉コレステロールの数値が爆発的に高い、さらに頚動脈にプラークが溜まっていて血流が相当悪く、血圧が高いと診断されてしまいました。


まだまだあります。

胸部のレントゲンは問題なかったのですが、胸部のCTを撮ったら肺に無数の影があると言われ、「両肺底に散在性の微小結節を認めます」と書いてありました。

万が一肺がんだったら、あと2、3年の命かもしれません。

せめて飼っている猫の最期ぐらい見届けたいですし、書籍も1冊だけではなく、2冊目、3冊目と出版していきたいです。


年齢を重ねると身長が縮むと言いますが、私も例にもれず3、4年前と比べて2センチほど縮んでいました。

身長を測る看護師さんがガーンときつめに押したに違いないと思いましたが、それにしても2センチは縮み過ぎです。背骨に異常が出て縮んでしまったのでしょう。

また、人間ドックとは関係ありませんが、先日、円形脱毛症が見つかってしまいました。

何のストレスだか分かりませんが、床屋さんに行ったときに指摘され発覚したのです。

円形脱毛症ができたのは、中学校1年生以来のことです。

親元を離れて寮に入り、先輩にいじめられたストレスで出来たものでした。

今もそれに匹敵するようなストレスを抱えているのかもしれません。

とりあえずスタッフに、「俺円形脱毛症できちゃったよ」と言ったら、みんな群がってきていじられましたので、笑いのネタを提供することができて良かったと思っています。

話がそれてしまいましたが、私は自分の人生の終わりは自分で決めたいと思っているので、自殺で終えたいと考えています。

自殺で終えたいなどと言うと物騒な感じかもしれません。

私の母親は肺癌で亡くなったのですが、とても苦しそうでしたので、私は病気に殺されたくないという思いを持っています。

そのため、病気になるわけにはいきません。

そのように人間ドックの担当医師に話したら、「自殺どころか、あんたは病気で死ぬよ」と言われてしまいました。


ここまで身体が悪くなってしまったのは、ずっと続けていた運動を3年前ぐらいからピタリと止めてしまったことが原因として考えられます。

スポーツジムに行ったり、ボクシングをやっていたのですが、コロナ禍の混乱や母の入院などで忙しくなってしまったのです。

人間ドックで悪いところがたくさん見つかったからといって、そこまでどん底を感じているわけではありません。

自衛隊にいたときも入院したり、生死の境をさまよったりしました。

しかし、私は自分の人生を不幸だと感じたことは一度もありません。


そのような、一見マイナスであると思える出来事は、自分の働き方や生活を見直すチャンスでもあります。

それまでの私は、朝昼はほとんど何も食べず、夜に定食のようなご飯を食べる生活でした。

昼に満腹になってしまうと集中力が途切れてしまうので、お腹が空いてしまったらポテチを食べていました。

ですが、今はポテチのようなスナックはやめ、スイカや桃といったスイーツを口にするようになりました。

教訓

何があっても人生を悲観しない

医療法人として再スタート

２０２３年３月13日、医療法人東照会の設立が認可されました。

これを機に私は医療法人東照会の理事長に就任し、あい歯科医院は医療法人東照会あい歯科医院としての診療が５月からスタートします。

法人化することで、退職金として積み立てたものを運用することができるようになりますので、従業員のための福利厚生を充実させることが可能となります。

今のところ就業規則では定年は60歳となっていますが、長く働いてもらうことができれば、退職金は１千万円程受け取ることができます。

実は、歯科衛生士の給料というのは、最初の内は高額なんです。

初任給で30万円くらいもらえるので、４大出の会社員より多いでしょう。

ところが、その後、いつまでたっても給料は上がらず、どんどん抜かれてしまいます。

そういった点も歯科医院のスタッフがなかなか定着しない理由でしょう。

なので、法人化は医院に長く働いてもらうための私の戦略でもあります。

他にも法人化した理由は、あい歯科医院を未来永劫続かせたいという思いからです。

私が個人事業主のままでは、私がいなくなったら終わってしまい、医院の存在さえもなくなってしまいます。

私が買い取る前の医院がまさにその状態でしたので、法人化については常に考えていました。

私の先輩や、仲の良い友達が突然亡くなっているケースも見てきていますので、いつ私にも同じことが起こるかわかりませんし、病気になってしまうことも予知できません。

私に何かあれば、残された患者さんやスタッフが路頭に迷うことになってしまいます。

そのため、私に何が起きても大丈夫なように法人化することが必要だと思ったのです。

この他にも、医院をよくするための取り組みはいくつかあります。

その一つに、他院見学があります。

これは、歯科業界独特の慣習なのかもしれませんが、歯科業界では当たり前に他院を見学することがあります。

採用の際も、面談の前に30分ほど院内見学してから行うことも当たり前ですし、他院の先生やスタッフが見学に来ることも珍しいことではありません。

同じ業界とはいえ、先生やスタッフが変われば職場の雰囲気や仕事の流れなどは大きく異なります。

よその医院を参考にすることで、他院のいい所を取り入れ、当院の悪いところを見直す良いきっかけとなるということです。

当院でも他院に見学に行ったとき、非常に参考になり、改善された事例がありました。

見学先の医院は、大規模な歯科医院でした。かなりの大人数のスタッフがおり、患者さんもたくさんいるにもかかわらず、スタッフ全員が黙々と働いているのです。

各々のスタッフの仕事が既に決まっているので、仕事中に何か言葉をかける必要もないのでしょう。

当然、私語などもなく、スムーズに仕事が流れている感じが伝わってきました。

その様子を見て、うちのスタッフも無駄な「ホウレンソウ」や私語が無くなりました。

私語の定義というのは、一般的に「仕事に関係のない話」だと思います。

しかし、私は、今その場で必要のないことはたとえ仕事の内容であっても私語だと思っています。

しっかりと、仕事をしているのであれば、私語があっても和気あいあいとして良いという考えもあるかもしれません。

けれども、私語をすることで、他の人の時間を奪ってしまうこともあります。

また、患者さんの前でダラダラと何分も向き合って関係ない話をすることは、あまりいい感じがしないと思うのです。

ちなみに、私はスタッフに、こういうスタッフは給料が上がらない」という話をすることがあります。

その定義は、
○言葉遣いが汚い

○服装がだらしない
○私語が多い
以上の三点です。これらの社員は、給料は上げません。

教訓

クリニック、スタッフ、患者さん、すべてを大切に思って動く

おわりに

「あい歯科医院」と言う名前をつけたのは、「電話帳の一番上に来ると思ったから」というのが理由です。

「いまさら電話帳？」と思われるかもしれませんが、当時は広告といえば電話帳の時代でしたので、あいうえおの1番上に載るようにしたかったのです。

ところが、1番上にくるかと思いきや上があり、「アート歯科」に一番上を取られてしまいました。

当時の電話帳は川口市、戸田市、朝霞市というエリアで組まれていました。

川口市だけの電話帳が作られるようになったとき、やっとあい歯科医院がトップに来ることになったのです。

電話帳の掲載にも優先順位があり、片仮名平仮名漢字という順番になっています。漢字の「愛歯科医院」ではもっと下に掲載されてしまいますし、片仮名で「アイ歯科医院」というのもしっくりこなかったので、平仮名で「あい歯科医院」となりました。

最後に、弊社の看板にも書かれているメッセージを載せて本書を終えたいと思います。

最後までお読みいただきありがとうございました。

今日もこうして出逢ってくれた
あなたのために
歯の健康とキレイのお手伝い
歯が喜ぶと
口の中がキレイになると

あなたの明日も
明るく元気に変わるから
今日もただただ
あいを込めて
あい歯科医院に
できることとやれること

プロデュース：水野俊哉
取材協力：渡部憲裕（ライフプランニングサークル シャラク代表・歯科医師）
装丁・ブックデザイン：鈴木大輔（ソウルデザイン）
ＤＴＰ：株式会社キャップス

島田直樹　しまだ なおき

医療法人東照会・理事長、あい歯科医院・院長

～略歴～

東京都世田谷区生まれ

日本歯科大学　歯学部　卒業

防衛省自衛隊中央病院　歯科口腔外科

埼玉県大里郡　花園歯科診療所　所長

1999年　あい歯科医院　開業

2023年　医療法人　東照会　設立

こちら西川口駅前　あい歯科医院事件簿

2023年10月29日　初版第1刷発行

著　者　　島田直樹
発行元　　サンライズパブリッシング株式会社
〒150-0043
東京都渋谷区道玄坂1-12-1　渋谷マークシティW22階

発売元　　株式会社　飯塚書店
〒112-0002 東京都文京区小石川5-16-4
TEL03-3815-3805　FAX03-3815-3810
http://izbooks.co.jp

印刷・製本　中央精版印刷株式会社

ISBN　978-4-7522-9014-8　C0095